U0310003

丛书主编 孙关龙 乔清举

中国传统生态医学

马淑然
陈玉萍
肖延龄 著

ZHONGGUO
CHUANTONG
SHENGTAI
WENHUA
CONGSHU

『中国传统生态文化丛书』第一辑

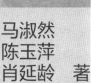

深圳报业集团出版社

责任编辑：彭春红

责任校对：叶怨秋　何杏蔚

封面设计：陈　新

封面插图：陈　新

版式设计：友间文化

图书在版编目（CIP）数据

中国传统生态医学 / 马淑然，陈玉萍，肖延龄著. —深圳：深圳报业集团出版社，2024.1

（中国传统生态文化丛书）

ISBN 978-7-80774-036-0

Ⅰ.①中… Ⅱ.①马… ②陈… ③肖… Ⅲ.①中国医药学 – 研究 Ⅳ.①R2

中国版本图书馆CIP数据核字（2022）第230423号

中国传统生态医学

ZHONGGUO CHUANTONG SHENGTAI YIXUE

马淑然　陈玉萍　肖延龄　著

深圳报业集团出版社出版发行

（518034　深圳市福田区商报路2号）

深圳市金丽彩印刷有限公司印制　新华书店经销

2024年1月第1版　2024年1月第1次印刷

开本：889mm×1194mm　1/32

字数：130千字　印张：8.125

ISBN 978-7-80774-036-0　定价：42.00元

祝贺中国传统生态文化丛书出版！

努力继承弘扬中国传统生态文化的理念和践行！

癸卯夏

楼宇烈

总　序

经过九年多的努力，国内外第一套中华传统生态文化研究丛书终于问世了。

近三百年来，工业文明造就了巨大的物质财富，极大地推动了人类社会的发展，但同时也引发了全球性的物种灭绝加速、资源全面短缺、环境严重恶化三大生态危机，严重危害着人类的生存、社会的发展，作为后发工业化国家的中国也深受其害。事实教训我们，西方工业文明的老路是行不通的，必须走新路。

习近平总书记指出："生态兴则文明兴，生态衰则文明衰。"曾经辉煌的古埃及文明、古巴比伦文明因生态环境恶化，尤其是土地荒漠化而败落、中断。中国由于自古强调尊重自然，拥有"天人合一""道法自然"等一系列人与自然和谐的思想；拥有至少三千年的生态环境保护制度——虞衡制度；拥有传统生态农业、生态建筑、生态水利、生态医学等一系列生态科学技术；拥有山水诗、田园诗等传统生态文学，山水画、花鸟画等传统生态美术，以及生态性传统哲学理念、传统思维方式等，保证了中华传统文化的连绵不断，历久弥新，虽屡经王朝更迭，而未曾中断。生态文明之路，是中国五千年历史实践和经验指明的道路，是中华民族伟大复兴的道路，是中国式现代化的道路。

然而，广博深邃的五千年中华传统生态智慧却长期未能得到应有重视。近二三十年来，情况发生了根本改观，研究中华传统生态文化的论文、著作不断涌现。不过，令人遗憾的是，国内外至今仍缺乏一套对中华生态智慧展开全面、系统、深入研究的系列著作。有鉴于此，2014年，我们在编撰"自然国学丛书"的过程中萌发了编撰"中国传统生态文化丛书"的想法。经过多年的酝酿、讨论和作者们的辛苦撰写，目前这套丛书面世了。

这是目前中国和世界第一套全面、系统、深入地挖掘和阐明中华传统生态智慧的学术性研究丛书。在学术上，它追求原创性、开拓性和前沿性；在实践上，它力求为我国和世界生态文明建设提供大量可借鉴的理论、知识和技术；在文字上要求精炼，篇幅上要求浓缩，力求易读易懂，具有普及性。

这套丛书包括三个系列：一是通论系列，研究中华传统文化及其各个方面的生态理念，包括《中国传统文化本质上是生态文化》《中国传统生态农业》《儒家生态观》《道家生态观》等；二是诸子系列，

研究历史上各个方面代表人物的生态学说和主张，包括《孔子生态观》《苏轼生态观》《徐霞客生态观》等；三是经书系列，研究各种经典古籍中的生态知识和思想，包括《〈周易〉的生态知识和思想》《〈国语〉的生态知识和思想》等。各系列充分展现中华传统生态文化的广度、深度和系统性。

本丛书可供国内外中华传统文化的研究者、爱好者，大专院校的师生，各级政府部门公务人员，各类环保工作人员以及企事业单位管理人员等阅读；亦可供政府部门在全社会普及生态文明理念，进行生态文明建设，推进生态文明实践之用。

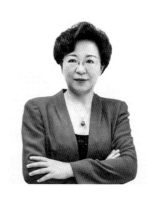

马淑然，女，北京中医药大学博士、教授，主任医师。中医基础理论专业博士生导师，博士后合作导师，中医基础理论教研室主任，中医基础理论课程负责人，北京中医药大学国医堂门诊专家。国家留学基金委遴选的赴美访问学者。清代御医韩一斋、北京妇科名医刘奉五、国家级名老中医刘燕池教授一脉相承的学术继承人，国家中医药管理局刘燕池名医传承工作站负责人，朝阳区首批、第四批和第八批中医药专家下基层工作指导老师，曾获得朝阳区首批中医药专家下基层优秀指导老师、北京中医药大学优秀主讲教师、优秀共产党员等称号；曾获得北京中医药大学教学比赛一等奖。其主讲的浮针疗法课程获评北京市优质课程，中医基础理论课程获评北京中医药大学线上线下一流课程。兼任世界中医药学会联合会浮针专业委员会副会长、中华中医药学会中医基础理论专业委员会副主任委员。

主编教材、专著及科普读物20余部，任副主编或编委出版著作30余部，发表论文200余篇。其中"跟马淑然教授学养生"系列丛书获得北京市科技人才研究会麒麟奖；《中学生中医手法保健》获得上海市幼儿园、中小学生优秀图书评选活动三等奖。培养博士15名，硕士25名，博士后1名。主持国家自然科学基金科研课题4项，教育部重点课题1项，国家中医药管理局课题1项，校级课题4项。参与"973课题"2项，获得校级以上科研奖励3项。曾担任中央电视台科教频道《百家讲坛》《健康之路》、北京电视台《养生堂》《记忆·国医》《健康北京》、重庆卫视《健康到家》等主讲嘉宾。

肖延龄，博士后，主任医师，北京中医药大学兼职副教授。世界中医药学会联合会中医膏方专业委员会副会长，世界中医药学会联合会儒医文化研究委员会常务委员。中国中药协会内外并治用药专业委员会副主任委员，中国中医药信息学会中医药实用技术分会副会长，中国中医药信息研究会名医学术传承信息化分会常务理事，中国中医药研究促进会脑病学分会常务委员。首届北京市复合型中医药学术带头人，北京市东城区知名中医专家，北京中医药学会中药临床药理专业委员会常务委员，北京中医药学会脑病专业委员会委员。

主持、主研完成国家或部局级科研项目4项；主持在研局级课题2项，主研局级课题1项；主持在研区级课题2项。鉴定为全军（省市）级科研成果的科研项目2项，获全军医药科研成果三等奖1项。主编或参编著作11部，主编医学科普著作2部，发表学术论文45篇。擅长中医药治疗内科心脑血管病和妇女、儿童疾病。

陈玉萍，女，医学博士，博士后，北京城市学院副教授，中医内科主治医师。主要从事中医理论及中医中药临床应用研究。主讲《中医基础理论》《中医诊断学》《临床中药学》《方剂学》等课程，主编、副主编《中年女人食疗养生与穴位按摩》《中医历代名家学术研究丛书·王肯堂》等著作10部；主编《临床中药学》《中医学基础》等教材4部；主持、参与各类科研课题10余项，发表学术论文20余篇。

　　本书将现代生态医学思想与中医基础理论结合，阐述中医学中蕴涵的生态医学思想。第一，论述了现代生态医学基本思想。第二，介绍了中国传统生态医学思想的哲学基础，从中国生态医学思想的渊源入手，分别论述了天人相应理论体现了中医传统生态医学的有机自然观，元气论体现了中医传统生态医学的唯物观，五运六气论反映了中医传统生态医学的运动观，阴阳学说体现了正负反馈生态平衡观，五行学说则是用生克制化阐述生态平衡机制。第三，阐述了中医传统生态医学思维方法和中医生命观中的传统生态医学思想，提出藏象理论着眼点是将人体脏腑与自然社会同构类比，经络理论是将人体经络与自然时空同构类比，精气血津液具有与人体基本物质与自然万物同源同构同律的性质。第四，论述了中医疾病观中的传统生态医学思想，提出外感病因是自然生态病因模式，内伤七情是社会心理生态病因模式，饮食劳逸是生活方式生态病因模式，发病原理是正邪相争的生态医学模式。第五，论述了中医预防观中的传统生态医学思想，提出预防原则是治未病，调节天人关系、形神关系，以及人体内环境关系，辨证求因注重天人相应，治疗原则倡导三因制宜也是生态医学思想在治疗学中的体现。第六，论证了传统生态医学思想对现代医学的启示。该节所论内容对中医生态医学发展有一定启示作用。

前言

《汉书·艺文志》言："有病不治，常得中医。"

我们为什么罹患疾病后可以不治而愈？因为人和外界形成的系统具有相对稳定性，系统内出现的一定偏差可以通过自我调节恢复正常，这无疑是生态医学思想的一个有力论证。中医学从远古走来，基因里镌刻着生态医学的永恒思想，血脉里流动着系统调节的不息血液。当今医学发展进入一个新的纪元，当单纯的生物医学已经不能阐明所有疾病发生的本质，当生物—心理—社会医学已经不能囊括疾病机理的方方面面，生态医学焕然新生。从宝贵的中医哲学思想中汲取，在独特的中医思维方法中升华，中医生态医学法于传统，却不拘泥于圭臬，必将以其活力新姿，舞动在新时代的医学舞台上。

撰写此书，旨在从现代生态医学的视阈来深度挖掘传统中医学中的生态医学思想，强调人与外界环境的统一性及其内在调控机制，并从整体上系统地看待健康、疾病及其防治，以期赋予医学生命以生态灵魂。

本书主要特色有二：一是立足现代，溯源传统。本书立足现代生态医学，溯源中国传统生态医学，在对比分析中领悟生态医学真谛，以及古老中医学里蕴涵的独特生态医学思维，并详细阐述中医传统生态医学的疑难问题，提供明确的生态医学治疗思路与用药方法。二是图文并茂，启发新思。本书适当配以图表，用通俗语言加以阐述，既可帮助读者理解某些疑难的生态医学概念，又可启发思维、开阔思路。可以说，本书是现代与传统结合、东方与西方融通的第一锹土。因此，本书可作为洞悉古老的东方生态医学的一个窗口，通过这个窗口可见摇曳着现代生态医学的葳蕤草木。

本书主要内容分为七章，分别是：现代生态医学基本思想、中国传统生态医学思想的哲学基础、中医传统生态医学思维方法、中医生命观中的传统生态医学思想、中医疾病观中的传统生态医学思想、中医防治观中的传统生态医学思想、中国传统生态医学思想对现代医学的启示。通过这七章内容，作者阐述了对中医生态医学思想的深度思考。

　　本书从撰写到付梓历经数载，初稿完成于2017年作者在新加坡南阳理工大学执教期间，其中集结了几位主编的集体思想精粹，并得到北京中医药大学第三附属医院肖遥博士的大力支持帮助，本书汇聚了他们在临床实践与科研教学中所受到的生态医学启发，并通过系统化整理与考量，撰成此书。由于作者水平有限，错误纰漏在所难免，请各位专家学者不吝指正。在本书付梓前的校对和修改过程中，得到北京中医药大学胡孙林、胡证然两位同学的诸多建议与帮助，在此表示衷心感谢！

　　他山之石，可以攻玉。愿生态医学之路，携青年学子一同前行！叹后生可畏，吾心慰矣！

北京中医药大学　马淑然教授

2021年12月11日

目 录

1

第三章

中医传统生态医学思维方法　/113

第四章

中医生命观中的传统生态医学思想 / 123

第一章

现代生态医学基本思想

随着工业革命的开启和科学技术的飞速发展，人类征服自然、利用自然的能力大幅度提高，在满足了人类物质需要的同时，也带来了大气污染、生存环境恶化等严重的生态危机，人们开始越来越重视生态问题。自1866年生态学（Ecology）一词提出后，近30年来生态学已发展成为庞大的学科群，并出现了许多分支，生态医学就是其中重要的分支[1]。生态学分为宏观生态学、微观生态学、分子生态学三个层次。研究生态学，保护生态环境（宏环境和微环境），对于人类社会及生命优化有着重要作用。

一、生态学及生态方法论的形成

中西方古代自然观中有大量的以"尊重、顺应自然"为根本观念的生态意识，但作为一种科学而系统的观察认识事物的思维和方法，是基于近代科学的发展以及人们对宇宙万物普遍联系的深入认识逐渐发展起来的。德国生物学家海克尔（E. Haeckel）于1866年在《有机体的普通生态学》提出生态学一词，并将其定义为：生态学是研究有机体与其周围环境（包括非生物和生物环境）相互关系的科学[2]。

生态学是生物学的一个分支，在其诞生之初，一直沿着生物学的方向发展。随着生态群落、食物链、生态位、生态系统（1935年）、生态系统能量转换（1940年）等新概念的相继提出，生态学研究的局面才揭开新篇章。生态学的研究突破生物学的范畴，进入研究"生物与其环境之间的相互关系的科学"阶段，是随着自然与社会关系的矛盾日益突出而被提上议事日程的。工业大生产及科技革命使人类征服自然的能力大大加强，对自然资源的掠夺式开发及追求利益最大化的社会竞争又导致社会矛盾不断加剧。在这一过程中，人类活动及其产生的后果，使得20世纪的人口呈爆炸式增长，而资源、环境、气候日益恶化，人们越来越意识到：人类生活在一个复杂的生态系统中，人类只是这个系统中的一部分，任何部分之间是相互影响、相互制约的。伴随着系统科学和环境科学的发展，生态学将研究领域扩展到人类所有的活动，发展到人与自然普遍的相互作用关系的研究层次[3]。继而，人与自然环境和社会环境的关系成为生态学研究的主要内容，生态学成为一门融合自然科学和社会科学的交叉性、综合性学科，逐步成为人们观察世界、认识世界的方法论体系。而现代系统论、控制论、信息论的概念和方法的引入，则进一步促进了生态学理论的发展。

二、生态医学与生态医学模式的概念

生态医学是研究生态环境变化对人体健康以及疾病影响的一门学科。所谓生态医学模式，则是以生态医学的研究成果为基础，遵循生态医学所揭示的人类生命健康、疾病的本质及其与各种环境相互关系的规律性，经抽象加工而建立起来的医学理论框架体系[4]。生态医学模式注重整体，而不是局部，即注重生命最佳状态的存在和延续，而不是局部组织结构的形态及变异；注重人体内外环境的和谐、稳定与适应，而不是以对内外环境的干预或破坏求生存。因此，生态医学模式比近代的生物医学模式和现代的生物—心理—社会医学模式都更具有优势。

三、生物医学模式、生物—心理—社会医学模式、生态医学模式三者之比较

（一）三种医学模式是不同历史时代的产物

生物医学模式（Biomedical model）、生物—心

理—社会医学模式、生态医学模式是不同时代的产物。进行三种医学模式的比较，必须厘清其不同的历史背景和产生年代。

生物医学模式起源于近代，至今已有300余年的历史。近代自然科学在还原论思想指导下，把人比作"机器"，认为人是可以拆卸的"钟表"，任何疾病的发生都是生物性因素引起的躯体疾病，其把人看作一个生物的个体，在诊治病因明确的器质性疾病方面发挥了重要的作用，为人类的健康事业作出了伟大贡献。但是随着社会的发展、科学技术的进步，人们逐渐发现它存在一定缺陷，给人们的思维活动带来一些消极影响。

现代，人们发现生物医学模式在精神病和心因性、功能性疾病以及原因不明确、病理变化复杂的躯体器质性疾病方面不能予以科学的解释。特别是在现代工业化社会中，传染病、寄生虫病、营养缺乏症等已经不再是人类健康的主要杀手，而心理因素和社会因素起很大作用的心脑血管病、癌症、酗酒、心因性疾病等已成为人类健康的主要杀手，对这些疾病的诊断和治疗必须引入新的医学模式。因为，人既是自然的人，又是社会的人，不单是一种生物学状态，也是一种社会状态。因此，在诊治疾病时必须考虑其生物学、心理、社会等因素。1948年世界卫生组织成立时，在其宪章中明确提出："健康是一种身体上、精神上和社会生活上的圆满适宜的状态，而不仅是没有疾病和虚弱。"这标志着医学模式进入一个崭新的发展时期，即生物—心理—社会医学模式时期。

生态医学模式源于对人体健康影响因素的观察，发现不仅有社会因素和心理因素，还有自然环境的影响，这些因素构成的生态环境，会对人体健康、疾病和防治产生影响。生态学理论认为，生态系统是由人类及其他生命体、非生命体和所在环境构成的整体，是一个开放的、动态的、自组织的系统，是以维持生命的生、长、壮、老、已为主要内容的完整体系。要完全认识生态系统的结构和功能，就必须采用普遍的、广泛联系的观点认识问题。因此，整体系统观成为用普遍联系的观点来认识世界、把握世界变化规律的重要方法。在现代科学都"生态学化"的进程中，医学的发展及医学模式的转变，也必然吸收、运用生态学原理及方法，因此，生态医学应运而生，成为"研究人的生存状态、影响因素以及人对自然界和社会适应性的科学"。生态医学的特点是把人体的机能状态分为疾病状态、亚健康状态、健康状态和健康储备状态；把影响人的所有因素分为外环境因素、内环境因素和素体因素；理论体系包括医学史概况、生态解读人体、生态临床、生态保健、生态医学教育和相关知识。因此，可以说生态学理论的发展是生态医学形成的滥觞，生态医学模式的形成也是生物医学模式、生物—心理—社会医学模式逻辑进步的必然。

首先，生态医学突破了生物医学和生物—心理—社会医学的片面性。自然、社会、人是一个系统，而人又是一个形与神统一的系统，是自然属性、社会属性、心理属性统一的整体。生物医学关注生物个体，生物—心理—社会医学重视生物、心理、社会，忽视自然，只有生态医学把所有影响人类健康的因素——自然、社会、人（形与神）纳入研究领域，在人与环境的相互作用、身与心的相互协调下研究生命现象。

其次，生态医学推动医学模式与医学方法的变革。西方医学的文化传统为还原论，在此基础上发展起来的现代医学，以还原分析方法为基础，对人体结构与功能的认识已经深入基因水平。尽管现代医学已经提出生物—心理—社会医学模式，但在现代医学"生物医学"的框架下，影响人类健康的心理、社会因素难以贯彻在诊疗之中。随着"还原分析"研究的不断深入，虽然微观结构认识越来越清晰，但"生命存在"却逐渐从自然和社会的有机联系中被剥离出去。生态医学用整体系统的思维方法，把生命健康、疾病与防治"拉回"整体的、系统的、动态的生态系统中去认识和把握，不但有助于揭示完整的生命活动规律，同时也可促进医学自身方法论的变革。

再次，关注自身自组织能力的生态医学促进治疗观的转变。传统生物医学模式强调"外源性生物性病因""病灶"和"机械对抗治疗""填平补齐"，忽视人体自身的"自组织能力"在"御病"和"愈病"中的作用；而生态医学重视人体自身的"自组织"能力在"御病"和"愈病"中的主导作用，强调任何"治愈"都是通过"自愈"而实现的。因此，治疗上强调"自然协调平衡"（调节），而不是机械"对抗"（治疗）的思维模式。

综上，生态医学运用科学的世界观和方法论，引入自然科学、社会科学、思维科学、中医学、西医学、医学边缘学科等多学科知识进行系统有机的整合，以全面系统地解读人体健康、疾病及其防治，因此，生态医学模式的提出给健康领域带来了一次全新的革命，是医学发展的最高境界。

（二）三种医学模式的比较研究

不同的医学模式反映了一定历史时期内医学发展的基本观点、概念框架、思维方式和发展规范，不同的医学模式研究，不同的处理健康与疾病的方法，体现了人们对人的生命、生理、病理、预防、治疗等问题的不同观点。纵观西方医学的历史发展，其医学模式经历了三次变迁：

近代以来，伴随着西方元素分析方法的深化发展，西方医学形成了"生物医学模式"，即只注重生物医学方面的诊治，在其结构内没有给心理、社会行为方面留下诊治、思维的空间。

美国罗切斯特大学医学院精神病学和内科教授恩格尔（G.L. Engle）在1977年《科学》杂志上发表了题为《需要新的医学模式：对生物医学的挑战》的文章，提出了一个新的医学模式，即生物—心理—社会医学模式。他批评了现代医学即生物医学模式的局限性，指出这个模式因教条的纯生物论，不能解释并解决所有的医学问题。

生态医学源于世界卫生组织的倡导：二十一世纪

人类健康应以稳态医学、生态医学、健康医学为基础的精论上而创立的一门医学。它的创立给健康领域带来一次全新的革命，生态医学是以人为本，能促进人与人、人与社会、人与自然和谐相处的医学。生态医学就是以提高全社会人们自我健康的意识和自我健康的能力为目标的健康医学。强调人是大自然中的一部分，而不是大自然的主宰。不以改造人体自然环境，对抗大自然为目的。

这三种医学模式的主要区别表现在以下8个方面：

1. 从健康观念来看，生物医学模式认为，无病就是健康；生物—心理—社会医学模式认为，健康就是身体、精神和社会方面的完好状态，而不仅指没有疾病和虚弱；生态医学模式则认为，健康是人的精神心理状态与生存环境（含自然和社会环境）的和谐统一。

2. 从对疾病的认识来看，生物医学模式认为，生物因素引起个体疾病；生物—心理—社会医学模式认为，不但有生物源性疾病，而且有社会因素引起的精神心理疾患；生态医学模式则认为，疾病的本质是人的身体、精神心理状态与生存环境的适应失去协调平衡，如艾滋病、抑郁症、癌症等。

3. 从思考范围来看，生物医学模式聚焦人的生理健康状态；生物—心理—社会医学模式关注个体及人群的身心健康状态；生态医学模式则着眼于人的身体、精神心理状态与生存环境的相互依存关系。

4. 从医学思想来看，生物医学模式认为，有病才需要治疗；生物—心理—社会医学模式认为，要以预防为主，调理身心，防治结合；生态医学模式则认为，需要在维护人与生态环境协调平衡的基础上进行预防与治疗。

5. 从医学手段来看，生物医学模式认为，一切疾病都是局部的病灶，治疗时要以箭射靶、对抗性地治疗；生物—心理—社会医学模式认为，任何疾病都要考虑身体、心理、社会因素，有针对性地预防和治疗；生态医学模式则认为，治疗疾病就是使人与生态环境恢复到协调的平衡状态。

6. 对医学本质的认识，生物医学模式认为，医学的本质就是治病救"命"；生物—心理—社会医学模式认为，医学即防病治病，着眼于"人"的身心状态和与社会的适应，而不仅仅是疾病；生态医学模式认为，医学的最高境界是创造良好的生存环境，一切医学手段必须为此服务，从而实现人类最佳生存状态。

7. 从对死亡的态度来看，生物医学模式认为，救死扶伤压倒一切；生物—心理—社会医学模式认为，尽可能延年益寿，不惜采用诸如脏器移植、人工脏器等方法；生态医学模式认为，以争取实现"健康死亡"无疾而终为终极目的，特殊情况下也可以采用"安乐死"方法。

8. 从医德标准来看，生物医学模式把"有利于疾病的治疗与康复"作为医德标准；生物—心理—社会医学模式把"有利于社会人群的身心健康"作为医德规范；生态医学模式则把"有利于人类生存环境的优化与改善"作为行为指南。

中国祖先虽然没有具体提出不同医学模式的概念，但在其论述中蕴含着不同医学模式的不同调理思想。如《国语·晋语八》："上医医国，其次疾人，固医官也。"是说：真正高明的医生，首先要精通大的规律，能够治理国家；其次才能诊疗人的疾病或者处理更细微的事情，只有这样才能成为医生的管理者，亦官亦医。这阐明了医国与医人从根本上是同理同宗的，既要通晓一国之大律，亦要注重人体之细节。唐代医圣孙思邈《千金要方》亦云，医有三品，"上医医国，中医医人，下医医病"。"医国"是指调理社会因素；"医人"是指调理人的心理因素；

"医病"就是调理疾病本身。这里是把大到治理国家（外环境社会自然生态因素），中到调理人（内环境身心生态因素），小到治疗具体疾病（生物因素），统一于一个思维框架之中，只有从国、人、病三个层面考虑疾病诊治的医生才能称为"上医"；反之，只从疾病本身诊治疾病的医生，只能是普通的"下医"。因此，医生应该能像统治国家那样全面考虑病人的社会因素和心理因素治疗疾病，这样才能疗效卓著。综上可知，孙思邈所谓的"下医医病"就是生物医学模式的观点；"中医医人"，相当于生物—心理—社会医学模式的观点；"上医医国"（可以引伸为泛指人类赖以生存的整个自然和社会环境）相当于生态医学模式的观点[5]。

综上所述，生态医学模式的出现是医学历史发展的必然进步。就其哲学观而言，生物医学模式只是从还原论角度出发关注引起疾病的生物因素，生物—心理—社会医学模式也只是突破"还原论"桎梏，从病因上认识到了疾病不只有生物因素，还有心理因素和社会因素，虽然带有某种系统论思维，但并未从更深层次上去把握影响健康和疾病的众多因素及其规律，因而是"不完全"的系统论；而生态医学模式则从系统论的高度、从整合医学的角度出发，认识影响人体复杂巨系统的所有相关因素，可以说是对医学还原论的补充与完善，是对生物—心理—社会医学模式的升华和进步。因此，生态医学模式取代生物—心理—社会医学模式，成为引领医学未来发展的主导模式，应该是医学未来发展的战略选择[4]。

第二章

中国传统生态医学思想的哲学基础

早在几千年前我国医学就提出生态健康理念，并贯彻实施原生态疗法[6]。近年随着社会医学模式向生态医学模式的转变，生态健康得到了高度的关注。深入挖掘中医的生态健康理念，从医学模式和哲学基础上对中医理念和生态健康观进行比较，从而厘清思路，发挥中医生态健康观优势，为人类健康发展谋福祉。

中国传统哲学文化中就有关于生态问题的经典论述和睿智思考，可以说，中国哲学是深层的生态哲学。中国哲学母体和自然科学母体孕育的产儿——中医理论中也具有丰富的生态医学思想，生态医学是贯穿《黄帝内经》中的主线[7]，因此，中华医道既是生命之道，也包含着自然之道与社会之道。可以说，中医学是优质的生态医学[8]。因此，我们应当对中医学中的这些生态医学思想进行系统的梳理、整理和总结，并努力结合现代医学的内容，建立中医生态医学，这是时代赋予我们的使命。"走向生态"让医学与生态结合是医学现代发展的必经之路[9]。

第一节
中国生态医学思想的渊源

先秦两汉时期，道家、儒家思想可以称为中国生态医学思想的滥觞。中国传统哲学观是强调宇宙发生论和关系中心论的有机自然观，严格区别于西方注重实体组成论和实物中心论的机械自然观。

道家先哲认为，整个宇宙万物是息息相关的一个大生命体，宇宙间万事万物都是由"道"派生出来的。认为"道"是世界的最高真理，"道"是宇宙万物的本源，"道"是宇宙万物赖以生存的依据。"道"作为东方哲学的最高范畴，其化生宇宙的模式是："道生一，一生二，二生三，三生万物。"（《道德经·第二十五章》），这种宇宙分化发生的模式决定了宇宙万物的息息相关、不可分割，本质上是一个整体。因此，研究宇宙万物，必须注意彼此之间的相互关系。道家主张道法自然、万物平等，主张"以万物（含人）为刍狗"，"齐（万）物"，从而形成注重关系的"关系中心论"这一东方生态哲学思想。而《易传》云："天地之大德曰生"，说明宇宙本性是生生不息，流行于天地之间的气是生生不息的物质本体，而"道"则揭示了气生生不息的自然规律，即"道法自然"。此处，道，谓规律，气是宇宙本体，气运行的规律即称为道。在道家看来，人和万物共同构成一个有机的整体，《庄子》上说，"天地与我并生，而万物与我为一。"所以道法自然，要求做到无为。而无为并不是指无所作为，而是反对过多的人为干涉。"无为"既强调顺应自然，又要求不恣意妄为。也就是在遵循自然规律的基础上自我化育、自我发展、自我完善，人民与自然平安富足，社会自然和谐安稳，才可生生不息地维持生态平衡。

儒家思想不但强调天地四时"生"万物，也强调宇宙万物"致中和"。儒家创始人孔子重视天人合一，提出天地四时生万物，如云"四时行焉，百物生焉"；荀子《天论》亦云："列星随旋，日月递照，四时代御，阴阳大化，风雨博施，万物各得其和以生，各得其养以成，不见其事而见其功，夫是之谓神；皆知其所以成，莫知其无形，夫是之谓天。"说明自然界万事万物的形成是宇宙"天行有常"的自然四时变化规律的"和实生物"（《国语·郑语》）；《易传》以乾坤作为宇宙创生的两种基本力量，强调乾坤二元的"和合"变化是宇宙万物产生的前提条件，乾坤二元的方位秩序是宇宙万物生态秩序的基础。如《乾·彖》说："大哉乾元，万物资始，乃统天，云行雨施，品物流形。""至哉坤元，万物资生，乃顺承天，坤厚载物，德合无疆。含弘光大，品物咸亨。"说明乾元（天阳）行云布雨是万物产生的"资始"；坤元（地阴）"承天"接受阳光雨露，厚德载物，长养壮大，这样天地之气交感，才能"品物咸亨"。儒家代表作《中庸》还强调了人与外环境的生态关系要"致中和"，如"万物并育而不相害，道并行而不相悖"，被视为中国传统文化的最高理想。其哲学寓意是指一切事物都处在运动变化之中，天地万物相互依存、相互依赖，构成一个有机联系的整体，应该彼此调和、并行不悖。

综上所述，以道家和儒家为代表的中国传统哲学，从根本上说是描述宇宙万物之"生"的哲学，蕴含着丰富的生态哲学思想，为中国传统生态医学思想的形成奠定了基础，在中医学的奠基之作《黄帝内经》中有充分体现。

第二节

天人相应——中国传统生态医学的有机自然观

中医学秉承传统哲学的有机自然观，形成了关于人与自然关系的天人相应整体观。整体观念是中医理论的重要特征，关于天人关系，《灵枢·邪客》云："人与天地相应也。"《灵枢·岁露》曰："人与天地相参，与日月相应也。"《素问·六节藏象论》云："天食人以五气，地食人以五味。"充分说明人和自然界有着密切的关系。《黄帝内经》所说的"天"是指自然界，包括自然四季、昼夜晨昏的气候变化以及地区方域的不同。不同的时间、不同的地点都会对人体产生生理、病理的影响，因此，养生防病必须因时、因地、因人制宜，强调了内外环境的统一性；同时中医学还重视人体内环境的整体性，认为人是有机整体，结构上不可分割，功能上相互联系，病理上相互影响，诊断上可以察外知内，治疗上整体调节。因此，中医学所强调的"天人相应"是以人体内外环境的协调统一为核心，这就是中国传统生态医学的基本观点。可以说，"天人相应"的中国传统生态医学思想早在战国至秦汉时期的《黄帝内经》中就有集中的体现，《黄帝内经》可谓中国传统生态医学的奠基之作。

一、人与外环境的统一

中国哲学的基本命题是"究天人之际"。中医学在这一思想指导下，探索了人与外环境的统一，即天与人的关系，这是生态哲学的逻辑起点。生态概念是关系概念，而不是实体概念。人类生存外环境中的自然因素以及社会因素的变化会对人类生理、病理活动产生重要的影响。因此，养生防病必须考虑人所处的自然环境和社会环境。

（一）自然环境对人体的影响

1. 天人同构

《黄帝内经》认为，自然界是大宇宙，人是小宇宙，人是由自然界母体孕育产生的。因此，人具有与自然界类似的结构组成，具体表现为人体结构与天地万物类似。如《灵枢·邪客》云："黄帝问于伯高曰：愿闻人之肢节以应天地奈何？伯高答曰：天圆地方，人头圆足方以应之。天有日月，人有两目；地有九州，人有九窍；天有风雨，人有喜怒；天有雷电，人有声音；天有四时，人有四肢；天有五音，人有五脏；天有六律，人有六腑；天有冬夏，人有寒热……天有阴阳，人有夫妻；岁有三百六十五日，人有三百六十五节；地有高山，人有肩膝；地有深谷，人有腋腘；地有十二经水，人有十二经脉……此人与天地相应者也。"说明人体构造与自然界构造类似，此为天人相应、天地同构。

2. 天人同功

中医认为，人体不仅在结构上与天地类似，在功能上也受自然界影响，与自然界气化收受通应，相互统一。具体表现在以下几个方面：

（1）四季气候变化对人体的影响

从生理上看，随着自然界四时气候温热凉寒的依次更迭，人体气血在不同季节的分布深浅各不相同：春气在肝（筋），夏气在心（血脉），长夏气在脾（肌肉），秋气在肺（皮肤），冬气在肾（骨髓），体现出春生、夏长、长夏化、秋收、冬藏的规律。如《素问·诊要经终论》云："正月、二月，天气始方，地气始发，人气在肝。三月、四月，天气正方，地气定发，人气在脾。五月、六月，天气盛，地气高，人气在头。七月、八月，阴气始杀，人气在肺。九月十月，阴气始冰，地气始闭，人气在心。十一月、十二月，冰复，地气合，人气在肾。"同时，人体气血的运行及盛衰，不仅随四时气候的更替而变化，而且与日照之强弱、月廓之盈亏相应，如《素问·八正神明论》云："天温日明，则人血淖液，而卫气浮。天寒日阴，人血凝泣，而卫气沉。月始生，则血气始精。月郭满，则血气实。月郭空，则肌肉减，经络虚，卫气去，形独居。"因此，随着春生、夏长、秋收、冬藏，自然界的阳气从初生，到盛长，再到阳气收，再到阳气藏，这一年四季的阴阳的变化，人也应该应之，人应该随着自然界的春生、夏长、秋收、冬藏而相应地变化，如津液代谢和脉象变化就反映了这一规律。

①从津液代谢季节性变化来看，《素问·五癃津液别》指出："天暑衣厚则腠理开，故汗出；天寒则腠理闭，气涩不行，水下流于膀胱，则为溺与气。"就是说，当天热之时，人若穿衣较多，此时，人体就会以发汗的形式排出多余的水分，而尿液就会减少；当天冷之时，人若穿衣较少，此时，水就会向下趋于

膀胱，表现为排尿多而发汗少。排汗和排尿的最大区别就在于排汗能带走多余的热量，所以夏天自然界阳气最旺，人体也是阳气最旺，此时，人体通过多排汗，排出体内多余的热量，以此来维持人体的阴阳平衡。到了冬天，自然界阳气变少，人体阳气也随之减少，此时人体的津液代谢以排尿为主，发汗减少，这样可以减少热量的散失，维持人体阴阳平衡，以抵御寒冷的气候。可见，人体的津液代谢，汗、尿的季节变化，是人和四季的变化相应的一种表现。

②从人在四季的脉象变化来看，《黄帝内经》认为，四季变换使气血运行发生春生、夏长、秋收、冬藏的变化，也必然引起脉象的变化。如《素问·脉要精微论》云："阴阳有时，与脉为期。"就是说，春天阳气初生，夏天阳气隆盛，秋天阳气收敛，冬天阳气潜藏。人体中的阳气也和自然的阳气一样，存在生长收藏的变化。人体阳气春天初生，脉象表现为弦脉；到了夏天，人体阳气最旺，趋于体表，所以夏天脉象就表现出来洪脉；到了秋天，阳气开始收敛，人的脉象就表现为浮脉；冬天来临，阳气潜藏，人的脉象也会表现为沉脉。所以春弦、夏洪、秋浮、冬沉，这个四季的脉象的变化可以说是人与自然界春温（春

生）、夏热（夏长）、秋凉（秋收）、冬寒（冬藏）相应的一种季节性变化的规律。如《素问·脉要精微论》指出："天地之变，阴阳之应。脉与之上下，以春应中规，夏应中矩，秋应中衡，冬应中权。""春日浮，如鱼之游在波；夏日在肤，泛泛乎万物有余；秋日下肤，蛰虫将去；冬日在骨，蛰虫周密，君子居室。"由此可见，人体脉象是受自然界阴阳消长的影响的。

从病理上看，人由于受四季变化的影响，所以四季会出现不同的多发病和常见病。如《周礼·天官》云："四时皆有疠疾：春时有痟首疾，夏时有痒疥疾，秋时有疟寒疾，冬时有咳嗽上气疾。"《素问·金匮真言论》云："春善病鼽衄，仲夏善病胸胁，长夏善病洞泄寒中，秋善病风疟，冬善痹厥。"《素问·生气通天论》也云："春伤于风，邪气留连，乃为洞泄。夏伤于暑，秋为痎疟，秋伤于湿，上逆为咳，发为痿厥。冬伤于寒，春必温病。四时之气，更伤五藏。"这就说明四季出现的多发病和常见病各不相同。春秋时期秦国著名医家医和指出："阴淫寒疾，阳淫热疾，风淫末疾，雨淫腹疾，晦淫惑疾，明淫心疾。"这是说阴阳风雨晦明"六气"太过会导致人体发生疾病，认识到在一年四季中，由于气候的变化，容易导致疾病的发生，这是中医外感病因学中"六淫"理论之滥觞。在疾病发展过程中，或某些慢性疾病恢复期中，也往往由于气候剧变或季节交替而使病情加重、恶化或旧病复作。如关节疼痛的病证，常在寒冷或阴雨天气时加重。也有一些疾病，由于症状加重，患者能预感到天气即将发生变化或季节将交替等，如《素问·风论》指出头风病"先风一日则病甚"。

因此，人无论是在生理上，还是在病理上，都会受到四季变化的影响。

从疾病防治上看，中医学同样强调人与外在自然环境的统一，其诊断和治疗用药强调必须遵循人体内外环境相互统一的客观规律，必须适应四时气候的变化，做到"因时制宜"。

首先，在诊断上，《素问·疏五过论》云："圣人之治病也，必知天地阴阳，四时经纪……八正九候，诊必副矣。""四时经纪"，指四时气候变化的规律。"八正九候"，指四时八正之节气和三部九候之脉法。强调诊病必知自然界阴阳的变化、四时寒暑的规律，并结合四时八风正气及三部九候脉象进行分析，只有这样，诊察才能全面而准确。《素问·脉要精微论》也云："阴阳有时，与脉为期，期而相失，知脉所分。分之有期，故知死时。微妙在脉，不可不察，察之有纪，从阴阳始，始之有经，从五行生，生之有度，四时为宜。补泻勿失，与天地如一，得一之情，以知死生。"强调四时阴阳升降有一定的时期，脉象也随之发生相应的变化，诊察脉象就要看它是否与四时相应，适时补泻。可以看出，中医学的诊病方法充分体现了人与四季气候相统一的生态医学思想。

其次，在养生防病上，《素问·四气调神大论》云："夫四时阴阳者，万物之根本也。所以圣人春夏养阳，秋冬养阴，以从其根，故与万物沉浮于生长之门。"说明人只有顺应自然进行养生，才能健康长寿。《素问·宝命全形论》提出："人能应四时者，天地为之父母，天地合气，命之曰人，人能应四时者，天地为之父母。……能经天地阴阳之化者，不失四时，知十二节之理者，圣智不能欺也。"说明人是天地之气的产物，养生必须顺应自然，同时保持平和心态以适应社会和谐需要。

在治疗用药方面，《素问·五常政大论》又指出"必先岁气，无伐天和"等观点，制定了因时制宜的论治法则，即"天人相应"的生态整体观在治疗实践中的具体体现。因此，中医在临床上，除了综合考虑疾病相关的气候致病因素外，在诊察疾病时，还联系四季的气候变化等进行综合的考虑和分析，从而做出准确的判断和恰当的治疗。如夏季感冒要考虑到湿邪因素，多配用佩兰、藿香；春季感冒风热多见，则加银花、连翘；秋天感冒风燥多见，多加润燥之品如麦冬、沙参等；冬季感冒风寒多见，多加麻黄、桂枝等。总之，结合四季气候变化在治疗上做到的"因时制宜""用热远热""用寒远寒"就是生态医学思想在治疗实践中的应用。

（2）昼夜晨昏对人体的影响

人体生理不仅随年、月节律变化，而且日节律对其也有一定的影响。昼夜晨昏的变化对人体的生理、病理及疾病防治的影响表现在如下三个方面：

在生理方面，《素问·生气通天论》指出："平旦人气生，日中而阳气隆，日西而阳气已虚，气门乃闭。"《灵枢·顺气一日分为四时》云："春生、夏长、秋收、冬藏，是气之常也，人亦应之。以一日分为四时，朝则为春，日中为夏，日入为秋，夜半为冬。朝则人气始生……日中人气长……夕则人气始衰……夜半人气入藏。"说明自然界昼夜晨昏阳气消长盛衰是不同的，对于人体来说，阳气也是随着太阳的初升、高照和降落而有相应的变化的，就如春夏秋冬阴阳消长盛衰一样。所以，人的阳气多少，也和昼夜中自然界阳气的盛衰密切相关。因此，表现在人的体温上，一般白天体温较高，晚上体温较低，白天比较兴奋，晚上就比较抑制。

在病理方面，由于人体的阳气有抵抗外邪的作用，所以随着阳气盛衰的变化，人体的疾病也会有所波动。《灵枢·顺气一日分为四时》指出："夫百病者，多以旦慧、昼安、夕加、夜甚。"疾病之所以有这样的变化节律，完全是依赖于昼夜之中的阳气的盛衰变化。因此，《灵枢·顺气一日分为四时》指出："朝则人气始生，病气衰，故旦慧；日中人气长，长则胜邪，故安；夕则人气始衰，邪气始生，故加；夜半人气入藏，邪气独居于身，故甚也。"可见，一日之内的阴阳昼夜消长变化，对疾病的发生和转变有重要的影响。东汉末年华佗在《中藏经》中指出："阳病则旦静，阴病则夜宁，阴阳运动得时而宁，阳虚则暮乱，阴虚则朝争，朝暮交错，其气厥横。"东汉张仲景在《伤寒杂病论》中也指出："太阳病欲解时，从巳至未上，阳明病欲解时，从申至戌上，少阳病欲解时，从寅至辰上。"都是说明昼夜晨昏会对人体疾病发生、发展、预后、转归产生影响。

在疾病防治方面，要考虑昼夜阴阳消长的不同来辨别证候，分别施治才能获得佳效。如凡是早晨起来病重，下午晚上病轻的，可以考虑为阳气亏虚；反之，则考虑阴虚。服用补阳的药物一般以在早晨或上午为佳，因为借助自然界阳气的生长可以提高药效。反之，补阴的药物，最好在下午傍晚服用，因该时间段阴气生长得较快，这就是"因时诊断""因时用药"的原则。再如，按照子午流注推算，夜晚11点到凌晨1点是胆经当令，凌晨1点到3点为肝经当令，如果此时间段入睡困难，应考虑胆气扰心。如果是舌苔黄腻，则为胆经痰火扰心，用黄连温胆汤治疗效果很好。

（3）地区方域对人体的影响

除了昼夜晨昏对人体的生理、病理产生影响之外，不同的地区方域也对人体的生理、病理、诊断、治疗产生影响。

①地理因素对人体生理的影响

中医理论十分重视地理因素与人类健康的关系。

地理环境的变化可以直接或者间接地影响人类的健康，也可以导致疾病的发生。古人倡导"上知天文，下知地理，中通人事"，发现东西南北地区方域不同，其特定的地理环境对人的体质具有重要的影响。如《素问·异法方宜论》云："东方之域，鱼盐之地，海滨傍水，其民皆黑色疏理；西方者，金玉之域，沙石之处，其民华食而脂肥；北方者，其地高陵居，风寒冰冽，其民乐野处而乳食；南方者，其地下，水土弱，雾露之所聚也，故其民皆致理而赤色。中央者，其地平以湿，天地所以生万物也众，其民食杂而不劳。"《管子·地员》也说："'渎田'，其泉苍色，其人强悍；'赤垆'，其泉甘白，其人健康而长寿；'栗土'，其泉黄白，其人娇美，寡疾难老；'沃土'，其泉白青，其人劲悍，寡有疥骚，终无痟醒。"这些都强调不同的地域环境造成五方的地势不同，形成不同气候，从而养成不同的生活习俗，最终决定了人体质的差别、寿命的长短。关于地理因素影响人类寿命长短，在《素问·五常政大论》也有论述："一州之气，生化寿夭不同，其何故也？岐伯对曰：'高下之理，地势使然也，高者其气寿，低者其气夭。'"

②地理因素对人体病理的影响

不同的地域，地势有高下，气候有寒热湿燥，水土性质各异，导致了各地易患疾病的差异性。例如，《素问·异法方宜论》说："东方之域，鱼盐之地，海滨傍水，……其病皆为痈疡。西方者，金玉之域，沙石之处，……其病生于内；北方者，其地高陵居，风寒冰冽，其地平以湿，天地所以生万物也众。……藏寒生满病，南方者，其地下，水土弱，雾露之所聚也，其病挛痹。中央者，……其病多痿厥寒热。"说明地理因素对于人类疾病的发生有重要的影响。不同地域的人，由于水中的某些物质不足，导致诱发某些地方病的发生。如隋代巢元方《诸病源候论·瘿候》指出，瘿病的发生与"饮沙水"有关，已认识到瘿病的发生与地域水质的密切关系。《吕氏春秋·尽数》云："轻水所，多秃与瘿人；重水所，多尰与躄人；甘水所，多好与美人；辛水所，多疽与痤人；苦水所，多尪与伛人。"不同区域物候条件不同，常见病也不一样，如《淮南子·地形训》指出："障气多喑，风气多聋，林气多癃，木气多伛，岸下气多肿，石气多力，险阻气多瘿，暑气多夭，寒气多寿，谷气多痹，邱气多狂。" 可见，古人早就认识到人与地区方域环境因素息息相关，不仅与土质、水质相关，还与物候相关。

③地理因素对人体疾病的诊断、治疗的影响

中医防治疾病强调"因地制宜"。在不同地域长期生活的人体质各有差异，加之其生活与工作环境、生活习惯与方式各不相同，使其生理活动与病理变化亦不尽相同，因地制宜就是考虑这些差异进行全面考察，从而作出正确诊断和精确治疗。比如，由于地域不同，人的体质强弱、生活习惯、性情好恶、职业特点等也有所差别。如江南气候比较湿热，所以江南人的腠理一般比较疏松；而东北人，由于当地气候比较寒冷，所以他们的体表肌肤比较致密。在病理方面，由于南方天气比较湿热，一般南方人腠理疏松，出汗多，所以容易得湿热病；而由于北方天气比较冷，北方人腠理比较致密，所以北方人容易受寒邪侵袭得寒证。因此，北方人容易得风寒感冒，而南方人容易得湿热感冒或风热感冒；在治疗上，即使都得了同样的风寒感冒，则北方人发汗药物量重，发汗力要强，可用麻黄10g、桂枝10g等，用量大；而南方人发汗药物量轻，发汗力要弱，可用荆芥、防风，或麻黄3g～5g、桂枝3g～5g等，用量小。可见，中医学根据不同地域的不同特点对疾病防治也有所不同，充分体现中医学的生态医学思想。

总之，中医无论是认识人体健康、疾病，还是疾病防治，都要考虑人体外环境的时间因素（四时、昼夜）、地理因素（水土、物候）对人体的影响，重视外环境与人体的关系，在养生防病中顺应自然规律，在治疗过程中遵循因时、因地制宜的原则。从人与自然外环境的相互作用中，把握人体健康疾病与防治方法，充分体现了中医的生态医学思想。

（二）社会环境对人体的影响

人生活在复杂的社会环境中，其生命活动必然受到社会环境的影响，因为人不仅是生物个体，而且是社会中的一员，具备社会属性。因此，人必须适应社会，才能维持生命活动的平衡协调，这就是人与社会环境的统一性。

1. 社会环境对人体生理病理的影响

任何政治、经济，文化、宗教、法律、婚姻、人际关系等社会因素，都会通过与人的信息交换影响着人体的心理、生理活动和病理变化。一般而言，良好的社会环境、强有力的社会支持、融洽的人际关系，可使人精神振奋、勇于进取，有利于身心健康；而不利的社会环境，社会支持无力，社会关系不协调，则使人精神压抑或紧张、恐惧，从而危害身心健康；政治、经济地位过高，容易使人目空一切，骄傲、霸道。如《灵枢·师传》指出：养尊处优的"王公大人，血食之君，娇恣纵欲轻人"；而政治地位低下，容易使人产生自卑心理和沮丧情绪，从而影响人体脏腑生理功能和气血调畅。除此之外，政治、经济地位的高低贵贱不同，还可影响个体体质的形成。如明代李中梓在《医宗必读·富贵贫贱治病有别论》指出："大抵富贵之人多劳心，贫贱之人多劳力……劳心则中虚而筋柔骨脆，劳力则中实而骨劲筋强。"《素问·疏五过论》也指出，"尝贵后贱"可致"脱营"病，"尝富后贫"可致"失精"病，说明社会地位、经济条件剧变也会对人体脏腑经络机能产生较大影响，损害身心健康，从而导致营气和精微物质不足。

2. 社会环境对人体疾病防治的影响

由于社会环境的改变主要是通过影响人体的精神情志而对人体的生命活动和病理变化产生影响，因而预防和治疗疾病时，必须充分考虑社会因素对人体心理机能的影响，尽量避免不利的社会因素对人的精神刺激，创造有利的社会环境，获得有力的社会支持，并通过精神调摄提高对社会环境的适应能力，以维持身心健康，预防疾病发生，并促进疾病向好的方面转化。中医有"以情胜情"的理论，就是用调节情绪的办法减少各种情绪紊乱造成的身心疾病。

由此可见，中医学不但重视人体自身内环境的协调平衡，也非常重视人与外环境（自然、社会）的协调平衡，在寻求内外环境的协调平衡中把握人体健康、疾病及其诊断防治的规律，这一思想构筑了中国传统生态医学的认识论始基。

二、人体内环境的统一

人处在天地气交变之中，不但要维持与外环境的统一，还要保持人体自身的稳定平衡。中医学把人看作一个不可分割的整体，认为人体组织结构、生理功能、病理变化、疾病诊断、疾病治疗都必须整体协调、相互影响、相互联系、相互为用，这样才能保持"阴平阳秘，精神乃治"。

1. 组织结构上整体统一

中医学认为，人体是由若干脏器组织和器官组成的、各个脏器组织和器官之间彼此联系、不可分割，缺少任一组织器官，人体结构都不完整。人体结构上的整体联系是以心肝脾肺肾五脏为中心，通过经络系统，把六腑、五体、五官、九窍、四肢百骸等全身组织器官联结起来，构成了五大功能系统。如肝、胆、筋、目、爪构成"肝系统"，心、小肠、脉、舌、面构成"心系统"，脾、胃、肉、口、唇构成"脾系统"，肺、大肠、皮、鼻、毛构成"肺系统"，肾、膀胱、骨、耳、二阴、发构成"肾系统"。每一个系统，都是以脏为核心联系其相关的腑、体、窍、华而构成的。通过三焦运行气与津液，经络运行气血，共同完成人体统一协调的生命活动。

2. 生理功能上协调统一

中医学认为，人体各脏腑组织器官功能活动都是人体整体功能的一部分。每个脏腑都有各自不同的功能，但又必须在整体活动下进行分工合作和有机配合。因此，人体正常的生理活动一方面依靠各脏腑组织器官发挥自己的功能作用，另一方面又要靠各脏腑组织器官之间协同作用和相互制约作用而维持其生理上的平衡和内环境的稳定，这就是人体局部与整体的统一。如人体五大功能系统既具有各自独特的生理功能，又在心的主宰下分工合作，既相互资生，又相互制约、密切配合，共同完成人体整体生命活动。正如《素问·灵兰秘典论》所说："心者，君主之官也，神明出焉。""凡此十二官者，不得相失也。故主明则下安，以此养生则寿。""主不明则十二官危，使道闭塞而不通，形乃大伤，以此养生则殃。"见图2-1。

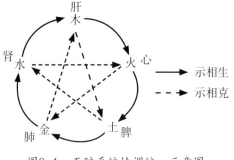

图2-1　五脏系统协调统一示意图

3. 病理变化上相互影响

由于人体脏腑组织器官之间在结构上不可分割，功能上协调统一，因而在病理上也会相互影响。如脏腑病变通过经络反映于体表形体官窍，体表形体官窍受邪，也会通过经络内传于相关脏腑；同时，脏与脏、脏与腑、腑与腑之间也可以通过经络相互影响、相互传变。如外感风寒，皮毛受邪，会出现恶寒、发热、身痛等症状，风寒之邪循经内传于肺，还会出现鼻塞、清涕、咳嗽、胸痛等症状。肝气乘脾会出现胁肋胀痛、腹胀、泄泻；肝气犯胃，会出现胁肋胀痛、胃痛、恶心、呃逆、嗳气等。这些都是脏腑形体官窍病变之间的相互影响，这种失调根本原因在于人体气血津液阴阳的内环境紊乱，如《素问·举痛论》云："百病皆生于气也。"《素问·调经论》云："血气不和百病乃变化而生。"《罗氏会约医镜》云："人禀阴阳二气以生，有清有浊。阳之清者为元气。阳之浊者为火；阴之清者为津液，阴之浊者即为痰。"《素问·生气通天论》云："凡阴阳之要，阳密乃固，两者不和，若春无秋，若冬无夏，因而和之，是谓圣度。"

4. 疾病诊断上整体分析

中医学不仅从整体方面来探索人体内环境的生理病理变化，而且在认识和分析疾病发生机理时，也着眼于人体整体内环境失调，通过"以表知里"来认识内环境的病变，认为内环境局部病变是整体机能失调的局部反应，既重视局部病变和与之直接相关的脏腑、经络，又不忽视病变的脏腑、经络与其他有关脏腑之间的相互影响，从整体上把握病机、把握疾病的标本病传。如舌尖红痛，中医责之于心火上炎；目赤肿痛，中医责之于肝火上炎；发怒引起泄泻，中医责之于"肝气乘脾"等，都是诊断上的整体分析内环境各因素变化而得出的结论。

5. 疾病治疗上整体调节

正因为人体是一个内环境息息相关的有机整体，所以治疗局部病变也必须从整体出发，采取适当的治疗方法和措施，进行综合调理，才能获取较好的疗效。如肺与大肠相表里，可以用"釜底抽薪"（泻大肠以泻肺热）的方法治疗肺热高烧不退；心开窍于舌，心与小肠相表里，所以可用清心热、泻小肠火的方法治疗心火上炎的口舌生疮；肺为水之上源，通调水道，下输膀胱，以排尿，可以用"提壶揭盖"法（宣肺利尿法）治疗小便不利等。其他如"从阴引阳、从阳引阴；以右治左，以左治右"（《素问·阴阳应象大论》），"病在上者下取之，病在下者高取之"（《灵枢·终始》）等，都是在重视人体内环境的整体统一观念指导下确定的治疗原则。比如，左下牙痛可以针灸或按摩右合谷穴，反之亦然，因为手阳明大肠经循行在"人中"处会"左之右""右之左"，即循行时有一个交叉，左手经脉到达右下牙，右手经脉到达左下牙；目赤肿痛可以针刺足部的太冲穴，原因在于太冲穴是足厥阴肝经循行所过，而"肝开窍于目"，所以可以"上病治下"；脏器脱垂（如胃下垂、子宫脱垂、脱肛）可以用灸头部的百会穴进行治疗，原因是百会可以升提中气。

综上所述，中医学在分析人体组织结构，阐述人体生理功能、病理变化以及疾病的诊断和治疗时，都贯穿着"人体是有机的整体"这一基本观点，重视内环境相对协调稳定。

元气论——中国传统生态医学的唯物观

中医学作为中国传统生态医学，蕴含着中华民族丰富而深邃的养生智慧及治病经验。其在人与自然、社会、人体自身这三重维度上，构建了一个天人互动的生命模式，其核心理念是元气论唯物观。

一、元气论的起源与形成

"气"字早在甲骨文中就已出现，气的概念源于"云气说"，最初是表示具体事物的概念，如《说文解字》云："气，云气也，象形。""气"是指云气，是一种可见的客观实在。云气是气的本始意义。古代先哲在日常的"观物取象"过程中，看到了天空中的白云，体验到了风的流动，发现了云在风的吹动下，或聚或散，或升或降，变幻无穷。天地间的这种聚散升降氤氲之气，即是云气。风的流动、云的聚散，能引起自然界的万千变化。风吹云聚，可致电闪雷鸣和降雨，适量雨水可孕育万物，而电闪雷鸣及狂风暴雨又可毁坏自然界的万物。通过"近取诸身，远取诸物"的"观物取象"的思维方法，将直接观察到的云气、风气、水气以及呼吸之气等，加以概括、提炼，抽象出气的一般概念。其联想与推理的基本理念即是所谓的"天下万物生于有，有生于无"（《老子·四十章》）及"有形生于无形"（《易纬·乾凿度》）。既然自然界的有形质之物皆由风、云之类变幻多端、运行不息之物所造就与毁灭，因此，古代先哲就对这类物质进一步抽象化，大胆提炼为"气"，于是产生了气的一般概念。

春秋战国时期，气作为哲学概念逐渐形成。气作为哲学的一般概念被提炼出来后，即认为气是存在于宇宙之中的无形而运动不息的极细微物质，是宇宙万物的共同构成本原，又是宇宙万物发生发展变化的动力；气的聚散升降氤氲运动产生天地万物，并推动万事万物的发展与变化。由气学说转变为元气学说可以追溯到道家学说。如《老子·四》指出："道生一，一生二，二生三，三生万物。"此处"道"即宇宙大自然的规律，宇宙大自然的规律产生一元之气，由于一元之气的变化产生"万物"。发展至战国时期，宋钘、尹文的"心气说"（即"气一元论"）标志着元气学说基本形成。至东汉末年，王充又提出"元气自然论"。王充建构的"元气学说"，将化生天地万物本原的气称为"元气"，如《论衡·谈天》认为"元气未分，混沌为一""天地，合气之自然也"，《论衡·自然》云"天地合气，万物自生"。《难经》受到古代哲学的影响，也第一次使用"原（元）气"的概念，以此为人之生命的根本。北宋张载《正蒙》倡导"元气本体论"，提出"太虚即气"的学说，肯定元气是构成万物的实体，由于气的聚散变化，形成各种事物现象。至明清时期，方以智、顾炎武、王夫之和戴震等思想家进一步发展元气学说，使"元气学说"日臻完善，元气也成为中国古代哲学的最高范畴。

"元气"，作为宇宙的本原，是指产生和构成天地万物的原始物质。《说文》云："元通'原'始也。"指天地万物之本原。元气学说以元气作为构成世界的基本物质，以元气的运动变化来解释宇宙万物的生成、发展、变化、消亡等现象与规律。在中国古代哲学史上，元气学说这种朴素的唯物主义哲学思想是人们认识自然界的世界观和方法论，元气学说的产生对各门自然科学的发展产生了深刻的影响。

元气学说作为一种自然观，是对整个物质世界的概括性的认识。由于人的生命活动也是一种特殊形态的物质运动，因此，用元气学说解释人类生命起源、生理现象、病理变化以及疾病防治的理论，就成为"元气论"。可见，元气论是基于元气学说的对人类生命的认识。元气论对中医学理论体系的形成、发展与建构都产生了重要作用。

二、元气论中的生态医学思想

中医学奠基之作《黄帝内经》汲取了元气学说的思想精华，把气看作是物质性的，是宇宙的物质本原，天地万物皆以气为始基，正是气的运动变化产生宇宙万事万物的变化，宇宙万事万物的联系以气为中介。

（一）宇宙自然的存在是以物质性的气为本体

《素问·天元纪大论》云："太虚寥廓，肇基化元，万物资生，五运终天，布气真灵，总统坤元。"认为宇宙为太虚，在广阔无垠的宇宙虚空中，充满着无穷无尽且具有生化能力的"太虚之气"，太虚之气为构成元气的始基物质。元气敷布宇空，统摄大地，天道以资始，地道以资生。一切有形之体皆赖物质性元气生化而成。由太虚之气演化生成的元气是宇宙的始基，是世界万物的渊源和归宿。《易·系辞上》也说："精气为物。"即是说精气是构成物质的基本要素。精就是阴气刚刚开始凝聚成形，这是生命当中一种阴性的力量；气是一种阳性的动能，阴阳的结合，就是精气的结合，万物诸如天地山川、人禽草木、日月水火等就是阳气鼓动阴精凝聚而成的。气，最基本的特性就是物质性。充满宇宙间的气，是构成万物的基本物质。东汉王充《论衡·谈天》认为，宇宙是一个物质性的实体，是由物质性的元气所构成的，"元气未分，浑沌为一"。《论衡·言毒》云："万物之生，皆禀元气。"；宇宙中的高等动物——人也是由元气构成的，如《论衡·自然》云："天地合气，万物门生，犹夫妇合气，子自生矣。""气"也是人的生命和精神的物质基础，如《论衡·论死》云："人未死，在元气之中；既死，复归元气。""死而精气灭。"

中医学将构成和维持生命活动的各种物质，皆用气来概括，如《灵枢·决气》云："人有精、气、津、液、血、脉，余意以为一气耳。"中医学用气的物质性来说明自然、社会、生命、健康、疾病及防治，如常见的自然之气、社会风气、生气通天、气色、正气、邪气、病气、四气调神、调气等。

现代科学研究表明，宇宙是一个有层次的天体结构系统。天文学家认为，组成恒星、行星、星系的物质，或者叫普通物质，只占宇宙总质量的不到5％。另外25％可能是由尚未发现的粒子组成的暗物质。剩下的70％呢？天文学家认为那可能是暗能量——让宇宙加速膨胀的力量。大爆炸宇宙论提出宇宙爆炸之初，物质只能以中子、质子、电子、光子和中微子等基本粒子形态存在。宇宙爆炸之后的不断膨胀，导致温度和密度很快下降。随着温度降低、冷却，逐步形成原子、原子核、分子，并复合成为通常的气体。气体逐渐凝聚成星云，星云进一步形成各种各样的恒星和星系，最终形成我们如今所看到的宇宙。大爆炸宇宙论提出的宇宙演化史假说与中医所讲的"元气未分，浑沌为一""气聚则形成，气散则形亡"有某种一致性，宇宙大爆炸理论假说与中医"道生一，一生二，二生三，三生万物"的宇宙"分化发生"模式有某种契合，宇宙"奇点"是气聚而形成的高能量之"形"，大爆炸之后则高能量之"形"变化为弥散之"气"，因此，某种程度上体现出气存在的两种形式：凝聚之精（有形）、弥散之气（无形）。因此，世间万物自形成之后无不因循宇宙之初之法则，随时随地发生着形气转化的过程，即"精归气，气归精"的转化（《素问·阴阳应象大论》）。地球及其他一切天体都是由物质组成的，物质处于不停的运动和发展中。中医用精和气的转化概括性地描述了宇宙有形物质和无形物质转化过程，与现代物理学所说的物质三态（固态、液态、气态）不能等同。物质三态（固态、液态、气态）均是有形之物，属于中医"精"的范畴，而中医所描述的"气"更多地强调了物质三态中气态物质在发挥作用中的各种作用（推动、温煦、防御、固摄、气化、营养），因此，中医所谓气是从功能角度认识的"无形之气"，不能单独理解成气态物质。

（二）人是宇宙天地自然之气交感的产物

马克思指出："人本身是自然界的产物，是在自己所处的环境中并且和这一环境一起发展起来的。"[10]元气论认为，气是构成天地万物包括人类的共同原始物质。宇宙中的一切事物和现象，都是由气构成的，而人则是秉受天地精华之气而生的。

气是构成天地万物的本原。如《庄子·至乐》云："杂乎芒芴之间，变而有气，气变而有形，形变而有生。"因此，《庄子·知北游》云："通天下一气耳。"说明自然界万物均是由气构成的。《公羊传解诂·隐公元年》云："元者，气也。无形以起，有形以分，造起天地，天地之始也。"说明元气为天地万物的本原，自然界一切有形之物都是无形之元气构成的。

天地之精气化生而为人。《黄帝内经》指出人生活在"气交"之中，和大地上的万物一样，都是天地之气交感的产物，即自然界有规律变化的结果。如

《素问·宝命全形论》说："夫人生于地，悬命于天，天地合气，命之曰人。"说明人类起源于天地之气交感和合。《素问·阴阳应象大论》说："天有精，地有形，天有八纪，地有五里，故能为万物之父母。"说明自然界是一个整体，天地之气的变化是自然界万物的根本。《灵枢·天年》说："人之始生，何气筑为基？何立而为楯？……以母为基，以父为楯。"则是说人的生命来源于母之精气为物质基础，父之精气为卫外功能之用。人的生命既然是天地之气交感产生出来的，生命之气就与自然之气收受通应，如《素问·生气通天论》说："天地之间，六合之内，其气九州九窍、五藏、十二节，皆通乎天气。"说明人是天地之气交感产生的生命现象，是天地自然界发展变化的产物，人的形态结构、生理功能是长期适应自然界环境的结果，必须与自然界保持息息相通才能维持生命，这是朴素生态医学思想的体现。

人是宇宙等级秩序中的一个层次。中医学不仅认识到人是自然之气的产物，还从生态学角度认识到人是居于宇宙等级秩序链条中的一个环节。人是高级动物，不仅有生命，还有精神活动，但人与自然界万物一样都同源于气，所不同之处在于，人是由"气之精华"——"精气"构成的，即气中的精粹部分所化生。如《淮南子·精神训》说："烦气为虫，精气为人。"说明人秉受"精气"（气之精华）而生，昆虫秉受"烦气"（气之浊气）而生；虽然人是高等动物，但也不能凌驾于自然四时秩序之上。如"天复地载，万物悉备，莫过于人。人以天地之气生，四时之法成"（《素问·宝命全形论》），这说明祖先已经发现自然界虽然都用气作为万物本原，但还有等级秩序的不同。人只是宇宙中的一个层次而已。

人类生命的维持依赖自然界天地之气之供养。中医认为，天地之气不但是构成人体的基本物质，也是维持人体生命活动的基本物质。如《管子·内业》说："人之生也，天出其精，地出其形，合此以为人。"说明天之"精气"与地之"形气"（饮食五谷之气）结合才能产生和维持人的生命。大自然的阳光、雨露、饮食五味之气是人类赖以生存的物质条件，如《素问·六节脏象论》云："天食人以五气，地食人以五味，五味入口，藏于肠胃，味有所藏，以养五气，气和而生，津液相成，神乃自生。"这里的五气指五种气味（五臭），即臊、焦、香、腥、腐。臊入肝，焦入心，香入脾，腥入肺，腐入肾；五味即酸、苦、甘、辛、咸。酸入肝，苦入心，甘入脾，辛入肺，咸入肾。五气五味进入人体以后，其中精微者输送到全身以养五脏，五脏功能强健则产生人的精神活动，从而保证形神统一的正常生理机能。

《灵枢·五味》也云："营卫之道，其大气之搏而不行者，积于胸中，命曰气海，出于肺，循咽喉，故呼则出，吸则入。天地之精气，其大数常出三入一，故谷不入，半日则气衰，一日则气少矣。"说明呼吸天之精气，饮食地之谷气是人类维持生命的基础，假若人体一刻无气、数日绝谷，则生命危殆。

现代研究表明，人类的生存环境大致可分为三种：一是无机环境，包括天文、气象、地形、土壤、水文；二是有机环境，包括植物、动物和微生物等；三是人类社会在发展过程中形成的各种社会关系环境即社会环境。前两种环境属于自然环境，是人类赖以生存的基本条件。无机条件如空气、水、阳光之类，广泛地存在于自然界中。就有机条件而言，如《素问·脏气法时论》说："五谷为养，五果为助，五畜为益，五菜为充。"各种食物因为性质差异进入机体后各有所归。如《灵枢·五味》说："五味各走其所喜，谷味酸，先走肝，谷味苦，先走心，谷味甘，先走脾，谷味辛，先走肺，谷味咸，先走肾。"说明中医早已认识到人与外界有机、无机自然环境的收受通应的关系。

天地之气与人气的转换在于"无形"与"有形"的转化。中医认为气的本然状态是虚空，无形可见。"无形"，即气处于弥散而运动的状态，充塞于无垠的宇宙空间，由于没有具体的形态，用肉眼看不见，故称其为"无形"，是气的基本存在形式。"有形"，即气处于凝聚的状态，形成各种有着具体性状的事物，即《素问·六节藏象论》所谓"气合而有形，因变以正名"。无形和有形是气的弥散和聚合的不同状态，"无形之气"凝聚而成"有形之质"，"气聚而形成""气散而形亡"，形消质散则又复归于自然界无形之气。自然界万事万物都是在形气转化之中维持着生生灭灭的动态平衡。

（三）人与自然界万物的变化取决于气的运动

元气学说认为，气的运动是物质世界存在的基本形式，气的运动是自然界万事万物变化的根源。人与自然界万物的发生、发展、消亡也是气的运动变化引起的。如《正蒙·太和》云："气坱然太虚，升降飞扬，未尝止息……为风雨，为雪霜，万品之流形，山川之融结，糟粕煨烬。"说明天地万物生灭终始皆是气之升降聚散运动的表现。气不断运动变化形成自然界一切事物的纷繁变化、生生不息。

升降出入，无器不有，聚散运动，促形气转换。气的运动，简称为气机。气运动不息，流行不止，变化无穷，其升、降、出、入、聚、散是基本形式。升与降、出与入、聚与散，既相互对立，又协调平衡，在人体每个脏器中都存在着。如《素问·六微旨大论》说："升降出入，无器不有。"一旦气的升、降、出、入失调，就会导致疾病，如《素问·六微旨大论》云："出入废，则神机化灭；升降息，则气立孤危。故非出入，则无以生、长、壮、老、已；非升降，则无以生、长、化、收、藏。" 聚与散也是气的运动形式，这是生命存在与消亡的基本运动形式。如北宋张载的《正蒙·太和》说："太虚不能无气，气不能不聚为万物，万物不能不散而为太虚。"这是以气的聚散运动说明天地的形成、万物的变化，人的生死也是气聚散运动的结果。

"气化"与"形化"决定了缤纷世界。通过气的运动产生的变化，称为气化。中医学认为，自然界一切事物的变化都是通过气的运动而产生的。万物的生长衰亡、形态变化、盈亏虚实，皆是气化的结果。如张载的《正蒙·太和》说："由太虚，有天之名；有气化，有道之名。"太虚即气，道即气化。正是由于气化过程产生出一年四季的春生、夏长、秋收、冬藏，以及春温、夏热、秋凉、冬寒的四季变化，以及与此相对应的"气化之宇"——人体五脏及五神。如《素问·阴阳应象大论》云："人有五脏化五气，以生喜怒悲忧恐。"《素问·六节藏象论》说："心者，生之本神之变也……通于夏气；肺者，气之本……通于秋气；肾者，主蛰，封藏之本……通于冬气；肝者，罢极之本……通于春气；脾胃……仓凛之本……通于土气。"说明自然界和人体的变化都由气化过程所决定。气化活动一旦停止，则生命完结。如《素问·六微旨大论》云："故器者，生化之宇，器散则分之，生化息矣。"与"气化"相对，有"形化"，指气化而生万物之后，各物种的形体遗传。如《二程遗书》卷五云："万物之始皆气化；既形然后以形相禅，有形化。"《素问·天元纪大论》说："在天为气，在地成形，形气相感而化生万物矣。"说明自然界万物尽管都有气化过程的统一性，但还有差异性，其差异性取决于"形化"——即某物种的延续性取决于该物种形体的遗传，正是"气化"及其产生的"形化"，决定了万千世界的统一性及差异性。这是古人对宇宙生态多样性与统一性的元气论的解读。

（四）元气是万物"以息相吹"的中介

在中国的古代哲学中，元气是指产生和构成天地万物的原始物质，是宇宙万物生成、变化的物质基础。气既可存在于事物之中，又可游离于事物之间，是宇宙万物相互感应的中介。元气说阐释了生命存在的物质性，中医把元气的聚合看成生命存在和消散的物质基础及动因。因此，元气成为生命之源、疾病之本、愈病之根。

生命始于元气之聚合，而终于元气之散失。如《素问·六节藏象论》指出："天食人以五气，地食人以五味。"说明人体只有呼吸自然界清气、饮食水谷之精气，才能维持正常的生命活动。《医门法律》又指出："气聚则形成，气散则形亡。"说明天地之气聚合在人体，则形体结构完好而不瓦解；如果失去人与自然环境的物质能量交换，人体之气就会散失掉，形体就要瓦解，生命也将完结。刘完素《素问病机气宜保命集·原道》也云："人受天地之气，以化生性命也。是以形着生之舍也，气着生之元也，神着生之制也。形以气充，气耗形病，神依气立，气纳神存。"说明人体形、气、神与天地之气之间的相互依存关系，即通过"气"的感应交通和中介作用，人体才能集聚自然之力，感天地日月之变，显人精气神之像。

人与自然万物相互感应以气为中介。气是事物之间相互感应、传递信息的中介。感应，是指事物之间的相互交感、相互影响、相互作用。《吕氏春秋·召类》曰："类同相召，气同则合，声比则应。"认为世间万物由于相似和相类发生感应，这种感应不是缘于神性的支配，而是因自然生命之"气"和自然规律之"数"的相互感应而息息相通。由于形由气化，气充形间，气能感物，物感则应，故事物之间不论距离远近，皆能通过信息传递而相互感应[11]。事物之间相互感应就是通过气作为传递信息的中介而实现的。如《灵枢·岁露论》说："人与天地相参也，与日月相应也。"人之所以能够"生气通天"，正是通过气的中介作用，使人与天地息息相应。人体中脏腑之间、脏腑与官窍之间也是靠气的传递信息，相互感应而相互联系、相互影响的。因此，无论是养生还是防病，常常以"调气"为核心。

总之，中医的元气论认为，宇宙自然的存在是以物质性的气为本体，人是宇宙天地自然之气交感的产物，人与自然界万物的变化取决于气的运动，元气是万物"以息相吹"的中介。这些思想从大生态角度诠释了人是宇宙等级秩序中的一个层次，是自然母体蕴育的产儿，人的生命健康、疾病与防治都不能脱离自然母体- -天地之气的变化，天地之气与人体之气通过气的中介作用联为一个整体，人体内环境（脏腑组织形体官窍）之间通过气的中介作用联为一个整体，因此养生防病要以"元气"这一最高范畴为出发点和落脚点。可以说，中医学的全部学说都建立在元气学说之上。中医学构建的元气学说可从生态学角度阐释人的生命活动，把握健康与疾病，指导疾病诊断与治疗，必将为未来大生态理论构建提供重要的理论基础和思维方法。

元气论反映了中国古代哲学的唯物观，对中医学、气功学理论体系的确立产生了深刻的影响，对其发展做出了巨大的贡献。但元气的实质放在科技高度发达的今天，仍是一个尚未完全揭晓的谜。近年来，有人对元气进行了一系列探讨和研究，如有人从控制论的角度，认为元气与信息同样具有传递、保存、交换的共同特征，人体通过元气的调控作用，以维持内环境及内外环境间的阴阳平衡；有人从"场"论角度，认为元气是一种"动态的生物场"，这种"场"非常活跃，虽看不见、摸不到，但其可产生感觉，能联系调节机体内外环境，以维持正常生理活动的协调；有人从能量的角度，提出"电子激发能假说"，认为激发态分子可通过共振转移，将激发能传给别的分子，这一过程就是所谓"行气"。还有人认为，气是一种微粒流，其直径小于 60 ± 2 微米，某些还带行正负电荷；辐射场摄影能提供内气的指标，说明内气存在于生命之中，并随着生命条件的转化而改变，电量辉光即是内气存在的表现。尽管目前对元气的研究还比较粗疏，很多问题尚有待深入，但实践证明，进一步探讨元气的实质，不仅是传统的中医学、气功学向现代化方向发展的重要突破口，也对揭开人类生命的奥秘具有深远的意义。

五运六气——中国传统生态医学的运动观

五运六气学说以"天人相应"的整体观作为指导，以阴阳五行为基础，以干支符号作为演绎的工具，来推论天象、气象、物候及人体生理、病理的变化，以探索自然现象与生命现象的共有周期规律，从而寻求疾病的发病规律及相应的防治方法。这是古人透过昼夜轮替、四时往来、星辰日月运转等之时序变化，以及动物的出没隐藏、植物的生长凋零等相应变化，归纳出物极必反、循环返复的法则以及相应关系。五运六气学说借由"气化宇宙论"思想来演绎宇宙运化的总体历程；"天人相应"则说明人与万物之生成变化皆是一气流转升降而成，展现一种动态的、互通共化的机体运动历程。此与生态医学从自然整体环境来综观所有的生物和无生命物质间微妙的关系，有异曲同工之妙。

"运动观"即关于宇宙的运动、变化及其规律的思想。在气、阴阳、五行学说的影响下，先秦时期的哲学家通过自问自答，或话题辩论的方式完善了对事物运动规律的认识，达到了"能阴能阳，能弱能强，随时而动静，因资而立功，物动而知其反，事萌而察其变，化则为之象，运则为之应，是以终身而无所困"（《淮南子·祀论训》）的认识水平。五运六气的运动观可以从天道运动观、人道运动观、"天人相应"的运动观三方面来体现运动观与五运六气学说生态观的建构关系[12]。

一、天道运动观

《老子·第四十章》说："反者，道之动。"老子以"道"为万有之根源，认为它先于万有而存在，内与万有而运行不殆。这是古人对天的运动感知。《素问·天元纪大论》云："万物资始，五运终天。"刘温舒在《素问入式运气论奥·论客气》中云："天之阴阳合地之十二支，动而不息者也。"这里所说的"动而不息"即五运之动，都是"气化"作用对应在气候上的种种变化。

五运六气学说中运动之"常"有升、降、出、入、远、近、大、小、生、长、化、收、藏等不同，反之则为变，如《素问·六微旨大论》云："成败倚伏生乎动。动而不已，则变作矣。帝曰：'有期乎？'岐伯曰：'不生不化，静之期也。'"只有运动才能使物质保持绝对的发展变化，如四季气候的寒暑更替。古人认识到事物的运动是环周不休的，五运六气理论强调天文、气象的循环往复。如《素问·天元纪大论》云："天以六为节，地以五为制。周天气者，六期为一备；终地纪者，五岁为一周。君火以明，相火以位。五六相合，而七百二十气为一纪，凡三十岁，千四百四十气，凡六十岁，而为一周，不及太过，斯皆见矣。"这种提法，强调自然气候有各种周期性变化，如五年周期、六年周期、四年周期以及一年中的季节气候周期，并以此来解释六十年周期中各个年份的周期性变化，万物的生长、疾病的流行都与此有关。而《素问·六节藏象论》云："五日谓之候，三候谓之气，六气谓之时，四时谓之岁，而各从其主治焉。五运相袭，而皆治之，终期之日，周而复始，时立气布，如环无端，候亦同法。"这里"五运相袭"就是对时空运动中互相联系、互相转化、循环不已规律的认识。

二、人道运动观

　　人类生、长、壮、老、已的生命过程就是人道运动观的基本体现。而"道"常用来指称"具体事物的特殊规则",如《素问·四气调神大论》的"养生、养长、养收、养藏之道",人能"不失阴阳""明于阴阳",便可掌握天地万物变化的规律,即"守一勿失,万物毕者也"。在《素问·五运行大论》中,曾叙述整个宇宙的结构,即天以"无形"之五气养人,地以"有形"之五味养人。人体上半身象天在上,为天气所主,下半身象地在下,为地气所主。相应于"地主闭藏、天主施化",天、地所化生的器官其功能也各异。

随着天地阴阳二气的变动,四时递选更替,人的脉象也随之变化。《素问·至真要大论》说,四时之脉,"春不沉,夏不弦,秋不数,冬不墙,是为四塞。沉甚曰病,弦甚曰病,涩甚曰病,数甚曰病,参见曰病……夫阴阳之气,清静则生化治,动则苛疾起。此之谓也。"说明当人的脉象与四季的变化不相应时即气候失常,天地之气四塞不通,万物则或病或死。所以,天地阴阳之气能否保持"和",即正常的状态,就成了万物生化的关键,所谓"清静则生化治",反之当天地二气失去"和"的常态时,就会出现四时失序、万物死亡等异状,也就无法有生化万物之德。

三、"天人相应"的运动观

"天人相应"是天道与人道、自然与人具有相应、相类和统一的变化规律。五运六气学说主张"天人相应",其主要在于揭示自然环境改变及阴阳四时气候变化等诸因素对健康与疾病的影响,是古人对自然现象与人体平衡相关的归类法则和演绎形式,强调"人与天地相应,与四时相副,人参天地",也就是说,推天道以论人事。

五运六气总结了人们对自然气候的不断观察和长期的医疗实践活动和经验,自觉地在时空合一、天人恒动观的支点上,辩证地理解时空问题中的种种矛盾关系与天人运动规律,运用自然现象与人体平衡相关的归类法则和演绎形式,以气—阴阳—五行理论为指导思想创立了各种运气推演程序。

综上可知,运气学所谓的"候之所始,道之所生""虚者列应天之精气也,形精之动,犹根本与枝叶",都说明天道、气化、气候、物候和病候的关系,也说明人与外在环境如气候的整体关系。不仅自然界的气候、物候等受五运六气的影响而发生变化,而且人生活在天地气交之中,也会受到五运六气的支配而产生相应的反应。所以预防疾病的发生就是五运六气学说在人类面对生态系统变迁时，"动态适应"的过程，而治疗疾病的过程则是"弹性调整"的过程。

阴阳学说——正负反馈生态平衡观

生态学认为，人类生存的自然界是一个巨大的生态系统，虽然生态系统的各个物种之间存在着极其复杂的关系，但其中最基本的关系是相互滋生或相互制约，以达到生态系统的整体平衡，从而保证生态系统的健康发展。所以，描述生物之间相互关系的概念和生态系统的概念是生态学的基本概念。中国古代的阴阳学说是反映生态学原理的有效模型，此模型揭示了正负反馈生态平衡思想。

中国先哲认为，人与自然有共同的物质基础——气，气的运动变化决定了宇宙万事万物的变化。气之所以运动不息，取决于气内部存在的相反相成的阴阳两个方面，阴阳对立统一的运动规律是自然界一切事物运动变化固有的规律，是自然界一切事物发生、发展、变化及消亡的根本原因。世界本身就是阴阳二气对立统一运动的结果。正是阴阳的交感互藏、对立制约、互根互用、消长平衡、相互转化、阴阳自和的运动规律引起四季循环、昼夜更替。自然界的生态平衡以及人体的动态平衡都是阴阳运动达到自和的状态。其生态医学思想主要表现在以下几个方面。

人类生命起源于自然界阴阳交感

关于"生命的起源"和"人类从哪里来"，早在19世纪，恩格斯就在《自然辩证法》（*Dialectics of Nature*）中指出：人类是大自然的一部分，生命是整个自然的结果。两千多年前的《黄帝内经》也用阴阳学说阐述了这一观点。《素问·宝命全形论》云："人能应四时者，天地为之父母；人生于地，悬命于天，天地合气，命之曰人。""天覆地载，万物悉备，莫贵乎人。"说明天地是人类的父母，人类是大自然的产儿。"夫自古通天者，生之本，本于阴阳。"（《素问·生气通天论》）说明人禀天地之阴阳气而生存，世界本原于气，是阴阳二气相互作用的结果。《素问·天元纪大论》又云："动静相召，上下相临，阴阳相错，而变由生也。"说明自然界万事万物的产生都是"阴阳相错"即阴阳相互交错、转化而产生的。《淮南子·氾论训》亦云："积阴则沉，积阳则飞，阴阳相接，乃能成和。"这里的"相接""成和"是指阴阳互相交感、接触、交合才能化生万物。古人运用的就是"取象比类"思维，仰观天象、俯察地理、中知人事而推知人类生命源于自然界阴阳二气的变化。现代科学技术史研究表明，人类生命的出现是千万年自然进化的结果，人类创造出了高度的社会文明；人类来自大自然，是大自然进化到某个"大数巧合"的时刻，当有了人类赖以生存的阳光、空气和水之时才产生的。可见，人是自然界的产物，必须服从自然，必须与自然和谐相处，才能维持生态平衡。

（一）人与天地阴阳升降相应

《黄帝内经》认为，人体与自然界不仅共同受阴阳法则的制约，而且人与自然界之间存在阴阳升降相应的关系。如《素问·阴阳应象大论》说："故清阳为天，浊阴为地；地气上为云，天气下为雨；雨出地气，云出天气。故清阳出上窍，浊阴出下窍；清阳发腠理，浊阴走五脏；清阳实四支，浊阴归六府。"指出大自然的清阳之气在上而为天，浊阴之气在下而为地。在地之雨水，受阳气蒸动上升为云；在天之云，遇到冷气则凝聚下降为雨，雨是地气上升变来的，云是天气变来的。这就是自然界云雨阴阳升降的运动规律，从而维持自然界的生态平衡。人的物质代谢也有类似的过程，清阳之气上升，发于腠理，外达以充实四肢，浊阴之气下降，走五脏，内敛归于六腑。正是由于人体清浊阴阳的升降出入运动，与自然界阴阳升降出入运动同步相应，从而维持人体的内外环境动态平衡。《黄帝内经》将自然界天地之间之云雨的升降转换与人体代谢阴阳升降作比类，发现人与自然界有共同的阴阳升降规律，此即人天一理，阴阳相应。形如太极阳升阴降之理，见图2-2。故《素问·举痛论》说："善言天者，必有验于人。"

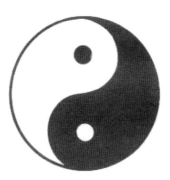

图2-2　太极阴阳图

（二）人与天地阴阳消长同律

《史记·太史公自序》："夫春生夏长，秋收冬藏，此天道之大经也。弗顺则无以为天下纲纪。"此言四季气候和物候的变迁存在着阳气春生、夏长、秋收、冬藏的消长规律，养生治病之道无不是以四时阴阳为根，以顺应其消长规律。如《素问·上古天真论》中提到的"法于阴阳"，就是指人类要主动适应四时气候来养护身体。《素问·四气调神大论》指出："夫四时阴阳者，万物之根本也。所以圣人春夏养阳，秋冬养阴，以从其根，故与万物浮沉于长生之门。逆其根则伐其本，坏其真矣。故阴阳四时者，万物之终始也，死生之本也。逆之则灾害生，从之则苛疾不起，是谓得道。"所谓"春夏养阳，秋冬养阴"是说人类要顺应自然界春夏阳气生长而保养人体阳气；顺应秋冬阳气收藏而保养人体阴气，所谓阴气即人体阳气的收藏。后代医家不断探索，逐渐发展出一系列的适应四时节令、昼夜晨昏、地理环境的养生理念和方法，对人们养生保健起了重大作用。

（三）人与天地阴阳功用相类

自然界阴阳存在着交感互藏、对立制约、互根互用、消长平衡、相互转化、阴阳自和六个方面的作用，人体应之，也具有相同的功能。

阴阳学说萌芽于远古，奠基于周初，成熟于春秋，是古人在对阳光向背的自然现象的直观认识的基础上，对随着四季往来、昼夜更替而产生相应变化的自然规律加以抽象升华而形成的。

1. 自然阴阳源于日光向背，人体阴阳其理相通

远古时期，华夏先民在数万年的狩猎、农耕过程中体验到阳光的宝贵，他们择阳而居，向阳而耕，形成了最初的向日为阳，背日为阴的原始阴阳明暗观念。其原始意义仅指阳光向背，即"明""暗"概念。故《说文》说："阴，闇也。"（闇，即暗的意思）"阳，高明也。"从阴的繁体字"陰"来看，是指"云之覆"，而阳的繁体字为"陽"意味"云之初"，可见，古人对阴阳的最初理解，仅是对阳光多少的直观认识而已。后来，人们根据阳光的多少，增加了热与寒、昼与夜、上与下、升与降、南与北、动与静、外与内等属性内涵。

中医学将阴阳特性用于解释人体结构、功能、病理、诊断等，如身体上部为阳，下部为阴，外侧面为阳，内侧面为阴；气机升浮为阳，沉降为阴；热邪为

阳，寒邪为阴；热证为阳，寒证为阴等，这样人体健康与疾病都可以用阴阳来说明。

2. 自然阴阳对立统一，人体阴阳相反相成

人们仰观天象，逐渐发现四时往来如环，昼夜更替无端与天体日月星辰与地球的相互运动密切相关，从而造成了风、暑、湿、燥、寒的气候循环。正是四时往来、昼夜更替左右着自然界明暗、寒热、升降、动静的变化，孕育了山川草木和芸芸众生，因此，天地之气的交感而化生的万物以及万物的生息变化均与天地自然变化服从于同一规律。要探索自然、认识自然界的各种事物，必须首先"把握天地，提携阴阳"，再依据天地自然变化的基本规律去剖析认识各种具体事物及其变化，这样才能正确地认识人的生命本质。

①自然界阴阳交感互藏，人体阴阳交媾互含

古人对自然界阴阳交感互藏的认识源于对日常云雨形成及昼夜寒暑变迁过程中阴阳运动及其动力源泉的观察和总结。在观自然中，古人发现"积阳为天，积阴为地""天气下为雨，地气上为云"（《素问·阴阳应象大论》），正是这种天气（阳）下降，地气（阴）上升的阴阳交感才有自然界动植物的生长。而天阳之气之所以下降，在于阳中含阴（乌云密

布），当属于阴的成分大于阳的成分时，天气才会下降为雨；地气之所以会上升，是由于阴中含阳（地热），当地热足够大时，才会蒸发地气、上升为云。自然界这种因阴阳互藏而导致的交感是自然界万物存在的前提。自然界阴阳互藏还体现在昼夜阴阳之中，如春夏为阳、秋冬为阴，然春夏有春温（阳中之阴）和夏热（阳中之阳）的不同，秋冬有秋凉（阴中之阳）和冬寒（阴中之阴）的差异；就昼夜而言，昼为阳、夜为阴，然上午为阳中之阳，下午为阳中之阴，前半夜为阴中之阴，后半夜为阴中之阳，古人对这个规律加以归纳，便由此产生了"阴阳中复有阴阳"和"阴阳互藏"的规律性认识。

中医学引入这一观点，认为人体阴阳也存在交媾互含。如生命的产生是女子"二七而天癸至，任脉通，太冲脉盛，月事以时下，故有子""丈夫二八，肾气盛，天癸至，精气溢泻。阴阳和，故能有子"（《素问·上古天真论》），强调男女阴阳交合是产生新生命的前提。女子属阴，除具有属阴的精血津液外，也有属阳的气；男子属阳，除具有属阳的气之外，也蕴含属阴的精血津液。心在上，属火，为阳中之阳脏，心阳宜下降以温肾阳，使肾水不寒；

肾在下，属水，为阴中之阴脏。肾阴宜上升以济心阴，心阴含敛心阳，使心火不亢，如此维护"心肾相交""水火既济"的阴阳交感、协调状态，如果心阳不下降，肾阴不上承，则导致"心肾不交""水火不济"的病理状态，出现失眠、心烦、腰膝酸软等表现。

可见，中医就是运用朴素的生态医学思想把自然界"大宇宙"的阴阳交感互藏理念引入中医学，用于解释说明人的生命的产生以及健康与疾病，从而发现了大量的人体"小宇宙"的阴阳交感互藏运动规律，与现代生态医学思想不谋而合。

②自然界阴阳对立制约，人体阴阳互为胜负

阴阳的对立统一关系，源于对春夏与秋冬之间、白昼与黑夜之间的既对立制约又相互统一的变化规律的总结归纳。春夏属阳，秋冬属阴，二者既相对立制约，又统一于一年的四季变化之中；白昼属阳，黑夜属阴，二者既相互对立制约，又统一于一天的明暗变化之中。春夏温热之气之所以强，是春夏温热之气抑制了寒凉之气。秋冬寒凉之气之所以强，是由于秋冬寒凉之气制约了温热之气；同理，白昼温热之气强，则寒凉之气弱；黑夜寒凉之气强，则温热之气弱；昼长则夜短，昼短则夜长。《素问·阴阳应象大论》云："故积阳为天，积阴为地""阴静阳躁""阳化气，阴成形""寒气生浊，热气生清"，也说明天地的形成，静躁的性质，化气、成形的区别，清浊的变化也是阴阳二气相反对立的结果。古人对这个变化规律加以归纳，便由此产生了阴阳"对立制约"的规律性认识。

中医学根据这一"观自然"结果得出的阴阳规律，认识到人体也是一个阴阳对立统一体，如生理上人体白天兴奋、夜晚抑制，就是白天阳盛抑制了阴，夜晚阴盛抑制了阳；病理上，阳盛则阴病，阴盛则阳病，阴虚则热，阳虚则寒，也是机体阴阳对立制约引起的病理变化。《素问·阴阳应象大论》云："清气在下，则生飧泄；浊气在上，则生胀，此阴阳反作，病之逆从也。"说明由阳化生的清气本该在上，如果在下则会产生"泄泻"；由阴气化生的浊气本该在下，如果在上，则出现"胀"，此因阴阳相反的运动趋势异常而致。治疗上寒者热之、热者寒之、滋阴清热、温阳散寒也是利用机体阴阳对立制约的关系制定的治疗法则。可见，中医学借用自然界阴阳对立制约关系来解释说明人体生理、病理及治疗原则。

③自然界阴阳互根互用，人体阴阳相成互生

古人对自然界阴阳互根互用关系的认识，源于对春夏与秋冬、白昼与黑夜等自然现象互为存在前提的变化规律的总结。一年当中，没有春夏，也就无所谓秋冬，没有秋冬，也就无所谓春夏，春夏要在秋冬的基础上产生，秋冬要在春夏的基础上产生；一天当中，没有白昼，也就无所谓黑夜，没有黑夜，也就无所谓白昼，白昼要在黑夜的基础上产生，黑夜要在白昼的基础上产生。古人对这个规律加以归纳，便由此产生了阴阳"互根互用"的规律性认识。

中医学引入这一规律，认识到人体也存在阴阳彼此相成，互根互用关系。如就人体气与血而言，气为阳，血为阴，气能生血，血能化气，气血阴阳彼此相成互生。就气与津液而言，气为阳，津液为阴，气能生津，津能化气，气与津液之间形成的阴阳之间也是相成互生关系。在临床上还会出现"气随血脱""气随液脱"的阴阳彼此为用关系的紊乱，以及阴损及阳、阳损及阴的关系紊乱。这说明自然阴阳互根互用与人体阴阳相成互生本同一理，养生防病必须时刻注意利用彼此相关互生原理。

④自然界阴阳消长平衡，人体阴阳"阴平阳秘"

古人对自然界阴阳消长平衡关系的认识，很大程度上源于对春夏与秋冬、白昼与黑夜这两对相反相成的矛盾双方总是在运动变化中保持相对平衡这一现象的观察与总结。如在一年四季循环运转的过程中，上半年（春夏）气候温热，阳气长而阴气消，下半年（秋冬）气候寒凉，阴气长而阳气消，但其一年的阴阳变化总是保持着相对的动态平衡；在昼夜更替的过程中，白昼阳气长而阴气消，夜晚阴气长而阳气消，但其一天的阴阳变化也总是保持着相对的动态平衡，此为阴阳对立制约关系引起的"阳长阴消""阴长阳消"；同时，春夏阳气生长，伴随属阴的雨水增加、植物也更茂密，此为《素问·阴阳应象大论》描述的"阳生阴长"。而秋冬阳气收藏、消减，气候变冷变寒，随之而来的是属阴的雨水减少、植物也开始凋零，此为《素问·阴阳应象大论》所描述的"阳杀阴藏"。但一年总体阴阳变化保持相对的动态平衡，此即为阴阳互根互用关系引起的"阳长阴长""阳消阴消"，古人对这个规律加以归纳，便由此产生了阴阳"消长平衡"的规律性认识。

中医学借鉴这一"观自然"结果发现在人体中

也存在着阴阳消长平衡，比如人体阳气存在昼夜消长平衡："故阳气者，一日而主外，平旦人气生，日中而阳气隆，日西而阳气已虚，气门乃闭。"（《素问·生气通天论》），说明上午人体阳长阴消，下午阳消阴长，之所以有这样的变化是由于一日之中人体阳气"应四时而变"。如《灵枢·顺气一日分为四时》云："春生，夏长，秋收，冬藏，是气之常也，人亦应之，以一日分为四时，朝则为春，日中为夏，日入为秋，夜半为冬。"通过这种阴阳消长，人体阳气才有昼夜消长盛衰变化，才能维持人体在顺四时、适昼夜中的"阴平阳秘"。在养生防病中，如果这种天人协同共振的协调关系失稳，则会导致灾害疾病发生，如《素问·生气通天论》云："阴平阳秘，精神乃治，阴阳离决，精气乃绝。"

人体阳气昼夜消长盛衰变化的形成是人类长期适应自然阴阳变化的结果，体现了中医学"天人相应"的阴阳消长共振、同步协调的大生态医学思想。

⑤自然界阴阳相互转化，人体阴阳物极必反

古人对自然界阴阳相互转化关系的认识，源于对春夏与秋冬、白昼与黑夜这对相反相成的两个矛盾方面发展到一定程度都必然要向相反的方面转化的观察与总结。随着天地的运转和时间的推移，白天必然要逐渐转化为黑夜，黑夜必然要逐渐转化为白天；春夏必然要逐渐转化为秋冬，秋冬必然要逐渐转化为春夏。如《素问·脉要精微论》云："冬至四十五日阳气微上，阴气微下；夏至四十五日阴气微上，阳气微下。"《灵枢·论疾诊尺》也曰："四时之变，寒暑之胜，重阴必阳，重阳必阴；故阴主寒，阳主热，故寒甚则热，热甚则寒，故曰寒生热，热生寒，此阴阳之变也。" 说明四时阴阳是相互转化的。古人对这个规律加以归纳，便由此产生了阴阳"相互转化"的规律性认识。

中医学将自然阴阳转化的观点引入医学领域，用于阐述生理、病理等。如《素问·阴阳应象大论》云："四时阴阳，尽有经纪，外内之应，皆有表里，寒极生热，热极生寒。"在临床上高热不退的阳热证日久，消耗元气，可以转化为阴寒证；阴寒证日久，阻遏阳气，也可以转化为阳热证，此均是人体病理上阴阳转化的实例。

这是古人从生态医学思想中得出的"人应四时"而有的阴阳转化之先见，中医学在临床上发现了大量阴阳转化的实例，对于动态认识疾病证候的发生、发展和转归起到启迪和示范作用。

⑥自然界阴阳自和调节，人体阴阳自和维稳

古人对自然界阴阳自和调节的认识源于对寒暑循环、昼夜更替的观察和总结。年复一年，日复一日，周而复始，如环无端。这种自然界自我调节规律决定了春夏秋冬的寒暑往来，昼夜阴阳的交叠更替，这不是靠外力推动的，而是自然界自然而然的变化过程，是天地自然阴阳自稳调节的结果。正是凭借这种天地自我调和的内在动力，自然界才能维持着四季寒暑和昼夜阴阳的正常更替。古人把这个规律加以归纳，便由此产生了"阴阳自和"的规律性认识。

中医学引入这一宇宙造化的深层机制，说明人体健康、疾病与疾病防治，如《素问·生气通天论》："凡阴阳之要，阳密乃固，两者不和，若春无秋，若冬无夏。因而和之，是谓圣度。故阳强不能秘，阴气乃绝。阴不胜其阳，则脉流薄疾并乃狂。"强调生理上，阴阳必须协调，人体才健康无病；病理上，阴阳一旦失调，人体就会发病；防治疾病的最好法度就在于协调阴阳。东汉张仲景的《伤寒杂病论》明确提出："凡病，阴阳自和者必自愈。"说明人体健康的维持需要维持人体自己的自和调节能力，只要自和调节能力存在，则任何疾病都可以痊愈。中医学正是注意固护人体"自和""自愈"能力，才能做到"治病必求于本"。

对于生态医学而言，这一思想无疑具有深刻的启示作用。大自然就是一个可以通过阴阳自和维持稳定的系统，其中阴阳任何一方的偏颇失稳都会累及对方失调，导致"阴阳自和而不能"，因此，对自然资源不能过度开采，对自然资源不能肆意挥霍，自然界不能久晴无雨，也不能连阴无晴；对人体不能过度治疗，也不能肆意消耗，如此才能维持人与自然的"生生之气"，保护阴阳自和能力，从而维持生态平衡。

毋庸置疑，阴阳学说的形成是"道法自然"的结果，是先哲经过漫长的思索，总结四时寒暑与昼夜阴阳的运转规律而抽象形成的；是先哲把具有对立统一属性的四季往来、昼夜更替及其与之相应的自然现象的变化规律用"阴阳"来抽象和升华的。阴阳属于"有名而无形"的哲学概念，具有交感互藏、对立制约、互根互用、消长平衡、相互转化、自我调和的基本规律，是用以解释自然和研究自然界事物变化规律的方法论。中医学用之于解释人体中有对立统一属性的各种生命现象、疾病现象和防治规律，从而发现了人体"小宇宙"与自然界"大宇宙"同步相应的诸多生态规律。这些规律包括时间节律、空间方位、气机升降出入、津液代谢、气血循环等，为现代生态医学研究奠定了基础，见图2-3。

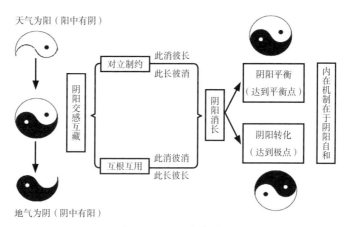

图2-3　阴阳关系图示

第六节

五行学说——生克制化生态平衡观

中国传统生态医学思想，除了表现在阴阳对立统一正负反馈生态平衡思想外，还体现在更为精细的五行生克制化生态平衡思想上，如古人所谓："一阴一阳之谓道。"（《易经·系辞上》）"天地之道，恒久而不已也。"是说阴阳是自然之道，恒久不已（《易经·恒卦》）。阴阳变化是天地之道，四时运行是阴阳的体现，如《管子·四时》云："阴阳者，天地之大理也。四时者，阴阳之大经也。""阴阳四时运行，各得其序。"（《庄子·知北游》）。这里的四时之序，可以依次分为五个时间段：即春、夏、长夏、秋、冬，而五个时间段分别对应木、火、土、金、水五行。可以说，在阴阳学说形成的同时，为了更好地阐释事物之间的相互关系及其与自然变化的相互关系，五行学说应运而生。如果说阴阳学说是关于正负反馈生态平衡的世界观和方法论，那么五行学说就是关于生克制化生态平衡的世界观和方法论。在中国传统文化中，生态系统意识最早体现在商周之际的五行观念中。五行学说是中国古代唯物论的哲学范畴，是人们认识事物和现象的世界观和方法论。五行学说认为，宇宙万物是由木、火、土、金、水五种最基本的物质所构成的，五行各有特性，五行之间存在着生克制化的关系，要想认识宇宙万物，就可以五行特性归类事物，这样就可以把宇宙万物构成五大息息相关的功能联系系统，并可依照五行关系的法则来认识自然相关事物和现象及其相互关系和运行规律。这些论点蕴含生物与环境统一的观点以及人体正常生理活动和疾病的发生、发展同生态系统相关的概念。

一、五行学说的形成是对生态系统的分类概括

（一）五行学说形成的源流

五行，即木、火、土、金、水五种物质及其运动变化。五行中的"五"，指由宇宙本原之气分化而构成宇宙万物的木、火、土、金、水五种基本物质；"行"，指这五种物质的运动变化。如《尚书正义》说："言五者，各有材干也。谓之行者，若在天，则为五气流注；在地，世所行用也。"但若从其方法论的角度来看，五行已超越了其物质性的概念，衍化为归纳宇宙万物并阐释其相互关系的五种基本属性。

五行学说的渊源最早可追溯到商代的五方概念所形成的"五方说"。根据甲骨文的记载，五方说把商朝所在的领域称为"中商"，与"东土""南土""西土""北土"并举，说明当时已经有了用"东西南北中"五方总括整个空间方位的概念。此为五行学说的重要思想来源。

同时，古人不仅认识到方位风雨对农业生产的影响，而且进一步认识到时间季节及天体变化对农耕稼穑的影响，因而在观测四时气候变化与天体运动的基础上，将天气的运行分为五个时节，形成"五时说"。如《左传·昭公元年》记载："分为四时，序为五节。"并与天体五星的运行联系起来，形成"五星说"，如《史记·历书》记载："黄帝考定星历，建立五行。"《汉书·艺文志》亦说："五行之序乱，五星之变作。""五星不失行，则年谷丰昌。"可见，五行又是古人观星定历的产物，反映了四时季节气候物候变化的规律、特点及其生化特征。五行的初义就是天地阴阳之气的运行，即五个季节的气候物候变化。

　　五行学说另一个来源是五材说。五材指自然界木、火、土、金、水五种生产生活必需的基本物质。如《左传·襄公二十七年》说："天生五材，民并用之，废一不可。"而且进一步认识到木、火、土、金、水这五种物质对人类生活非常必要，缺一不可，如《尚书·正义》曰："水火者，百姓之所饮食也；金木者，百姓之所兴作也；土者，万物之所资生，是为人用。"更具体地表述了五材为人们生活、生产所必需的思想。在此基础上，古人又发展出"五元素说"，认为木、火、土、金、水乃五种物质元素，是构成宇宙万物的本源。如《国语·郑语》曰："先王以土与金、木、水、火杂，以成百物。"即金、木、水、火与土发生关系，土是中心，由此而生成了世界上各种各样的事物，五材则成为构成其他事物的最基本的五种元素。五材说与五元素说的出现，说明古人试图从五种物质元素的结构关系上来把握一切有形事物的整体联系，这是五行学说的很大发展。

五行作为哲学概念，最早见于《尚书·洪范》："五行，一曰水，二曰火，三曰木，四曰金，五曰土。水曰润下，火曰炎上，木曰曲直，金曰从革，土爰稼穑。润下作咸，炎上作苦，曲直作酸，从革作辛，稼穑作甘。"这里记载了五行的名称、次序、性质和作用，但没有涉及五行之间的相互关系。孔颖达注则指出："五材，言五者多有才干也。谓之行者，若在天则五气流行，在地世所行用也。"可见由"五材"易名为五行，实现了由实体到抽象的升华过程，从而标志着五行作为哲学概念的形成。五行只有抽象为五种功能属性以后，才可以作为归纳自然社会万物万象的模型。

（二）根据五行的特性构建了五行系统

五行的特性，是古人在长期的生活和生产实践中对木、火、土、金、水五种物质的直观观察和朴素认识的基础上，进行抽象而逐渐形成的理性概念，是用以识别各种事物的五行属性的基本依据。按照五行特性分类概括世界万物，形成了五大类事物，见表2-1。

表2-1　自然界和人体的五行属性归类表

自然界											五行	人体										
五畜	五音	五臭	五味	五色	五化	五谷	五气	五方	五时（日）	五季		五脏	五腑	五官	五体	五华	五液	五志	五神	五脉	五声	五变
鸡	角	臊	酸	青	生	麦	风	东	平旦	春	木	肝	胆	目	筋	爪	泪	怒	魂	弦	呼	握
羊	徵	焦	苦	赤	长	黍	暑	南	日中	夏	火	心	小肠	舌	脉	面	汗	喜	神	洪	笑	忧
牛	宫	香	甘	黄	化	稷	湿	中	日西	长夏	土	脾	胃	口	肉	唇	涎	思	意	缓	歌	哕
马	商	腥	辛	白	收	稻	燥	西	日入	秋	金	肺	大肠	鼻	皮	毛	涕	悲	魄	浮	哭	咳
猪	羽	腐	咸	黑	藏	荳	寒	北	夜半	冬	水	肾	膀胱	耳	骨	发	唾	恐	志	沉	呻	栗

一般认为，《尚书·洪范》所说的"水曰润下，火曰炎上，木曰曲直，金曰从革，土爱稼穑"是对五行特性的经典性概括。作为哲学上的五行，即是木、

火、土、金、水五类事物的属性概括。这里的"五类事物"不能单纯理解为"五材"或"五元素",而应理解为包括五方、五时、五化、五色、五味、五脏、五腑、五官、五华、五志等具有五行特性的广义的事物及其之间的联系。

我国古代劳动人民长期居于黄河中下游的中原地带,以此为基点,在空间上可以分为"东西南北中"五方,而古人在长期的生活和生产实践中仰观天象,俯察地理,又天才地猜测到与五方密切相关的天之五星的运行可能会引起五时季节的气候变化,进而又产生自然界生长化收藏的物候变化,这些气候与物候现象与日常生活中不可缺少的五种基本物质的运动变化如树木的生发、火苗的炎热、土地的受纳、金属的沉降、水的润下密切相关,在此基础上,古人进一步认识到,木、火、土、金、水五种功能变化是构成宇宙间万事万物的五种基本功能元素。在后来的发展中,五行的意义已发生了质的变化,它已不再是指五种物质本身的运动,而抽象为代表五大类事物属性的哲学概念。而五大类事物属性的代表——五行的周期性变化,是伴随太阳的升起降落的昼夜周期循环以及地球围绕太阳转的四季(五季)周期性循环而发生的，因此，从本质意义上来说，五行是自然界阳气变动的五种过程或五个阶段。即木代表春季阳气初生，火代表夏季阳气盛长，土代表长夏阳气由隆盛向收藏的转化，金代表秋季阳气收敛，水代表冬季阳气潜藏。

五行学说，是古代哲学家以木、火、土、金、水五类基本事物的功能属性为代表，来归类自然界事物的属性，并以五行之间的相互资生、相互制约关系来阐释事物之间的相互联系，以及复杂的运动变化规律。五行学说认为任何事物都不是孤立的、静止的，而是在不断的相生、相克的运动之中维持着协调和平衡。

从生态医学角度来看，五行学说的形成不是单一的思想渊源，而是融合了"五方说""五时说""五星说""五材说"和"五元素说"等多种思想，经过抽象升华而逐步形成的。在五行学说形成之初，古人就是把整个宇宙看成一个由众多元素构成的"因时而变"的"时间系统"，在这个大系统中尽管世间万物众多，但都是随着天地四时运转和昼夜更替"依时而变"，所以，可以从整体角度提炼出五行特性。古人认识了五行之间相生相克的关系，并将其广泛用于解释自然界乃至社会生活中各种事物和现象的关系及其发展变化，这标志着五行学说的成熟，表达了朴素的生态医学思想。这种认识事物的方法，无疑对分类把握复杂的生态系统起到执简驭繁的作用，尽管不如现代生态医学精细，但其注重宏观把握、注重时间节律和空间方位的分类方法无疑对现代生态医学研究具有启示作用。

二、五行学说揭示了人与自然时空统一生态结构的深层内涵

现代生态学也认识到生态系统结构的时空特性，其生态系统的结构可以从两个方面理解。其一是形态结构，如生物种类、种群数量、种群的空间格局、种群的时间变化，以及群落的垂直和水平结构等。形态结构与植物群落的结构特征相一致，外加土壤、大气中非生物成分以及消费者、分解者的形态结构。其二为营养结构，营养结构是以营养为纽带，把生物和非生物紧密结合起来的功能单位，构成以生产者、消费者和分解者为中心的三大功能类群，它们与环境之间发生密切的物质循环和能量流动。这种生态学知识尽管认识到物种与物种、物种与时间空间的联系，但并

未在医学上有全部的贯彻，统治现代医学的仍然是生物医学思想。

中医学在"天人相应"理论指导下，认识到在宇宙中存在着"五行时空结构"，这个结构在中医学生理、病理、诊断、治疗上都有所渗透，可以说是完全彻底的原始生态医学雏形（见表2-1）。

从表2-1中可以看出，自然界五味、五色、五化、五气、五方、五季、五音、五畜、五臭、五时、五谷与人体内五脏系统中的五脏、五腑、五官、五体、五志、五声、五华、五神、五脉、五变"收受通应"，从而使人体成为宇宙的一个缩影，大宇宙（自然界）与小宇宙（人体）通过五行"取象比类""推演络绎"构成五大功能系统，在"因时而变"过程中同步共振。如春季多风，万物开始出生，显现一派绿意盎然，青色的果实一般味酸，当人面南而立，左手对应东方，为太阳升起的地方，故东方通于木，同时自然界五音之角、五畜之鸡、五臭之臊通应肝，此时人体内肝系统功能开始活跃；病理上，春季风邪多引起肝系统病，如荨麻疹、抑郁症、目疾病、胆疾病、筋疾病等，肝病多见面色青，口味酸，酸味和青色食物可以养肝，但过食酸味和青色食物还可以伤肝，地理方位为东的地区肝病比较多见等，这种对应关系在生理、病理、诊断、养生、治疗中都有指导意义。可见中医五行理论形成的"天人相应"时空结构从人与内外环境相互关系上把握了自然界动物、植物、气候、物候等与人体内环境的通应关系，为从整体角度理解人类生态特征奠定基础。

三、五行学说阐释了人与自然时空统一生态结构的深层调节规律

现代生态学认为，人类生产生活所处的自然环境是一个生态环境，环境内持续不断的能量供给、物质的不断循环、信息的不断交流交换构成一个生态系统。每一个生物个体相对于自然界这个大生态系统来说，既是构成和影响这个大系统的一个因素或因子，又自成一个生态系统（子系统），生物机体内部进行着能量、物质、信息的交流与循环。稳态（或自稳态）是生物的最重要特性之一，也是生态系统平衡的重要表现。自调节机制就是维持生态系统平衡，呈现稳态特性的内在运行机制。所谓自调节机制，是指生物个体自我适应环境变化，维持自身机体平衡，永葆

旺盛生命活力的构造、功能及其相互关系。亦即生物个体在周围生态环境发生变化或改变的情况下，自然而然地、自动地调整自身机体生理结构、功能，以维持生态系统的平衡、稳态。生态系统维持稳定的内在自我调节机制是负反馈（negative feedback）和正反馈（positive feedback）。一般来说，自调节机制具有以下一些特点：调节行为的自我性、调节过程的自动性、调节目的的自强性、调节结果的未知性；自调节机制的功能主要表现为平衡、稳定、激活、自新等；自调节机制的功能具有适应、生存、共生、自生等作用[13]。

在自然界中，无论是森林、草原、湖泊，都是由动物、植物、微生物等生物成分和光、水、土壤、空气、温度等非生物成分所组成。每一种成分都并非孤立存在，而是相互联系、相互促进、相互制约的统一综合体。生物成分包括生产者、消费者和分解者。生产者主要指绿色植物，能够通过光合作用制造有机物，为自身和生物圈中的其他生物提供物质和能量，是生态系统中最基本、最关键的生物组成成分；消费者主要指各种动物，在促进生物圈中的物质循环中起重要作用；分解者是指细菌和真菌等营腐生生活的微生物，它们能将动植物残体中的有机物分解成无机物归还无机环境，促进了物质的循环；在一定时间内，生态系统中的生物和环境之间、生物各个种群之间，通过能量流动、物质循环和信息传递，使它们相互之间达到高度适应、协调和统一的状态，从而维持生态平衡（ecological equilibrium）。实际上，也就是在生态系统中生产、消费、分解之间保持稳定，见图2-4。如果其中某一成分过于剧烈地发生改变，都可能出现一系列的连锁反应，使生态平衡遭到破坏。如果某种化学物质或者某种化学元素过多地超过了自然状态下的正常含量，也会导致生态系统的失衡。

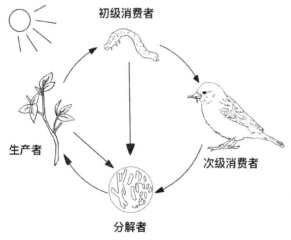

图2-4　生态系统结构图

这个调节机制虽然把握了生态系统的正负反馈自我调节的本质与核心，但脱离了宇宙的时空结构和多元素的相互调节规律，因而是不完整的自我调节理论，而传统中医学基于五行学说建立起来的反馈控制理论是以五为基数的递相滋生和制约规律，是解释宇宙多因素自动控制的原创生态平衡模型。

1. 五行生克从宏观角度阐明人与自然构成的生态系统制化机制

首先，自然界四时循环具有五行相生规律。中医木、火、土、金、水五行是对春、夏、长夏、秋、冬五时气候变化特点和万物生化特点的抽象，而一年的气候是由春、夏、长夏、秋、冬依次循环往复。没有春天的温，就没有夏天的热；没有夏天的热，就没有长夏的湿；没有长夏的湿，就没有秋天的燥；没有秋天的燥，就没有冬天的寒；没有冬天的寒，就没有春天的温。万物的生化也由春生、夏长、长夏化、秋收、冬藏而生生不息。冬天的藏，孕育着春天的生；春天的生，是夏天盛长的先决条件；夏天的长，是长夏化的基础；有长夏的化，才有秋天的收；有秋天的收，才有冬天的藏。把这个规律以木、火、土、金、水加以归纳，自然就是木生火、火生土、土生金、金生水、水生木了。显而易见，五行相生的规律就是古代思想家对五时气候和物候运转规律的抽象。故《春秋繁露·五行之义》说："木，五行之始也；水，五行之终也；土，五行之中也。此其天次之序也。"

其次，人体五脏生理也具有依四时之序的五行相生规律。如肾属水，应冬；肝属木，应春。生理上，肾藏精可以养肝（水生木）；病理上，水不涵木可以出现两目干涩、腰膝酸软；临床上，可以滋水涵木，用杞菊地黄丸治疗。肝属木，应春；心属火，应夏。生理上，肝藏血以济心（木生火）；病理上，木不生火可见心肝血虚证；临床上，可以补肝血以养心血，可用四物汤治疗。心属火，应夏；脾属土，应长夏。生理上，心阳之热以温脾（火生土）；病理上，火不生土可见心脾阳虚证；临床上，可以益火补土法。脾属土，应长夏；金属水，应秋。生理上，脾化精微以养肺（土生金）；病理上，土不生金，可见脾肺气虚证；临床上，可用培土生金法治疗，可服用枳术丸。金属水，应秋；肾属水，应冬。生理上，肺金生水以滋肾（金生水）；病理上，金虚不生水，可见肺肾阴虚证；临床上，可用金水相生法治疗，可服用麦味地黄丸。这就是五脏依次资生的关系，与自然界四时变化收受通应。

2. 五行相克从宏观角度阐明人与自然构成的生态系统递相克制机制

首先，自然界四时循环具有五行相克规律。古代先哲发现，气候的变化，不仅具有春温、夏热、长夏湿、秋凉、冬寒的运转规律，而且六气之间还具有一个递相制胜以维持气候变化相对平衡的自稳调节规律。即《素问·六微旨大论》所说的"六气五类，有相制胜"。六气若有偏胜，则必有制胜之气来制约之，即《素问·至真要大论》所谓的"有胜则复"。若某种气候只胜不复，则亢而为害。自然界的气候变化就是在这种有胜有复的自稳调节中维持一个相对的动态平衡，也正是春温、夏热、长夏湿、秋凉、冬寒气候变化的动态平衡，才保证了自然界万物的生生化化。六气的制胜是有规律的，一般是当气温升高到一定程度时，则会有一个冷气团来制约这不断升高的气温；随着冷气团的到来，冷气团与热气团交会，则往往会下雨；下雨之后形成地域温差，则通过刮风来逐渐带走因下雨而形成的湿气；随着风不断地驱走湿气，则气候必然会逐渐干燥起来；随着气候逐渐干燥，气温也必然会逐渐升高而转热；热到一定程度，则又会有冷气团的到来……如此循环往复，维持其在自稳调节下的动态平衡，从而为万物的生生化化提供条件保障。若某一气的变化过于剧烈或时间太久，使这个动态平衡被打破，则会形成异常的气候灾变而影响万物的正常生化。即如《素问·六微旨大论》所说："相火之下，水气承之；水位之下，土气承之；土位之下，风气承之；风位之下，金气承之；金位之下，火气承之……亢则害，承乃制，制则生化。"古人把这种六气相胜的自然变化规律结合木、火、土、金、水加以归纳，就形成了木克土、土克水、水克火、火克金、金克木的五行相克规律。可以说，五行学说中的五行相克是古人对自然气候正常制胜规律的抽象。

其次，人体五脏病理也具有依四时之序的五行相克规律。如肺属金，应秋；肝属木，应春。生理上，肺气清肃下降，可以抑制肝阳的上亢（金克木）；病理上，肝气过旺可以影响肺金肃降；治疗上，可用佐金平木法治疗。肝属木，应春；脾属土，应长夏。生理上，肝木条达，可以疏泄脾土的壅滞（木克土）；病理上，肝气横逆乘土可见肝胃不和，肝脾不调；治疗上，可用抑木扶土法。脾属土，应长夏；肾属水，应冬。生理上，脾的运化，可以制止肾水的泛滥（土克水）；病理上，脾虚则导致肾水泛滥；治疗上，可用培土制水法。肾属水，应冬；心属火，应夏。生理上，肾水的滋润，可以防止心阳的偏亢（水克火）；病理上，肾水不能制约心火，则心肾不交，水火失济；治疗上，可以泻南补北。心属火，应夏；肺属金，应秋。生理上，心阳的温煦，可以制约肺金清肃的太过（火克金）；病理上，心阳不足则肺气上逆；治疗上，可以温心阳治疗肺气上逆。这就是五脏依次制约的关系，与自然界四时变化收受通应，见图2-5。

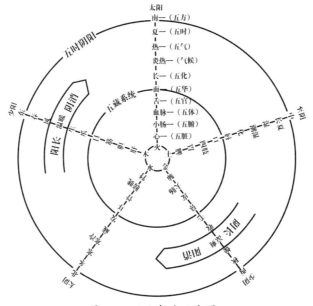

图2-5 天人相应示意图

四、五行乘侮宏观地阐释了人与自然构成的生态系统失稳的调节机制

1. 自然界四季（五时）循环失序存在五行乘侮规律

古人还发现，六气在互为胜复的运转过程中，不仅有正常的自稳调节，还有异常的气候灾变。若一气偏盛太过，不仅可以制约其所胜之气，使之更加不及，而且还可以制约其所不胜之气，使之偏衰；若一气偏衰太过，则其所不胜之气和所胜之气均可亢烈为害。无论是不及还是太过，又均影响自然界万物的生化而产生相应的偏盛偏衰。如春本应温，但若是春气来早或温之太过，即为"气有余"，一方面可更加制约其所胜的土气而出现雨湿之气的偏衰，另一方面亦可反过来制约其所不胜的金气而出现凉（燥）之气的偏衰，往往导致万物的生发太过，即所谓"木胜乘土"或"木胜侮金"；若是春气来晚或温之不及，即为"其不及"，一方面可出现其所不胜之气凉（燥）之气的偏胜，另一方面亦可出现其所胜之气雨湿之气的偏胜，凡此往往导致万物的生机被遏，即所谓"木虚金乘"或"木虚土侮"。

夏本应热，但若是夏气来早或热之太过，即为

"气有余"，一方面可更加制约其所胜的金气而出现凉（燥）之气的偏衰，另一方面亦可反过来制约其所不胜的寒气而出现过度的暑热，往往导致万物的盛长，即所谓"火胜乘金"或"火胜侮水"；若是夏气来晚或热之不及，即为"其不及"，一方面可出现其所不胜之气寒气的偏胜，或见冰雹寒雨，另一方面亦可出现其所胜之气凉（燥）之气的偏胜，凡此往往导致万物的盛长被伤，即所谓"火虚水乘"或"火虚金侮"。

长夏本应湿，但若是雨湿来早或雨湿太过，即为"气有余"，一方面可更加制约其所胜的水气而出现寒气的偏衰而暑湿交蒸，另一方面亦可反过来制约其所不胜的木气而出现风气的不及，凡此往往导致万物的化之太早而成熟不够，即所谓"土胜乘水"或"土胜侮木"；若是雨湿之气来晚或雨湿不足，即为"其不及"，一方面可出现其所不胜之气风气的偏胜，另一方面亦可出现其所胜之气寒气的偏胜，凡此往往导致万物的化之不及而影响成熟，即所谓"土虚木乘"或"土虚水侮"。

秋本应凉燥，但若是秋气来早或凉燥太过，即为"气有余"，一方面可更加制约其所胜的木气而出现风（温）之气的偏衰，另一方面亦可反过来制约其所不胜的火气而出现热气的不及，往往导致万物的收敛太早而影响成熟，即所谓"金胜乘木"或"金胜侮火"；若是秋气来晚或凉燥不及，即为"其不及"，一方面可出现其所不胜之气热气的偏胜，另一方面亦可出现其所胜之气风（温）之气的偏胜，凡此往往导致万物当收不收，即所谓"金虚火乘"或"金虚木侮"。

冬本应寒，但若是冬气来早或寒冷太过，即为"气有余"，一方面可更加制约其所胜的火气而出现阳热之气的偏衰，另一方面亦可反过来制约其所不胜的土气而出现雨湿的不及，往往导致万物的闭藏太早或太过而影响其来年生机的孕育，即所谓"水胜乘火"或"水胜侮土"；若是冬气来晚或寒冷不及，即为"其不及"，一方面可出现其所不胜之气湿气的偏胜，另一方面亦可出现其所胜之气热气的偏胜，凡此往往导致气温偏高而万物当藏不藏，即所谓"水虚土乘"或"水虚火侮"。

对此类自然气候异常制胜的情况，《素问》的七篇大论做了详尽的讨论，足见古人对这一特点的细致观察和重视。根据这一自然规律，古代思想家把这种过度制约其所胜之气的异常现象称之为"乘"，把反过来制约其所不胜之气的现象称之为"侮"，从而抽象提出了五行乘侮的基本规律。即所谓"气有余，则制己所胜而侮所不胜，其不及，则己所不胜侮而乘之，己所胜轻而侮之"（《素问·五运行大论》）。说明一气有余，就会同时发生乘侮和母子相传，或乘所胜或侮所不胜，或母病及子或子病及母，见图2-6。

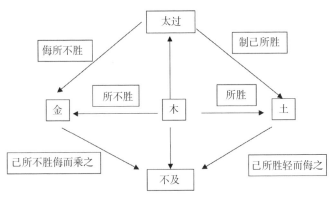

图2-6　五行乘侮示意图

2．人体五脏病理也具有依四时之序的五行乘侮规律

如五脏分别对应五季，临床常见的肝病可以传脾，是木乘土；脾病可以影响肝，是土侮木。肝脾同病，互相影响，又可出现木郁土虚或土壅木郁，均属

于相克关系的乘侮传变。其他脏器的病变也是如此，都可以用五行相克乘侮的关系来说明它们在病理上的相互影响和传变。

五、五行互藏是对人与自然生态系统时空结构中的系统规律的高度概括

"五行互藏"，是指五行中任何一行皆包含有其他四行，源于《黄帝内经》，由张景岳首次提出："五行者，水火木金土也……第人皆知五之为五，而不知五者之中，五五二十五，而复有互藏之妙焉。"

人生活在宇宙自然中，古人在"仰观天象"的"观自然"过程中发现，自然界有风热湿燥寒之气候，又有东南中西北之方位，五时气候与地域等自然环境分属五行，五行之间具有生克制化关系，而五行之中又含五行，如我国的东南中西北五方又分别有东南中西北之不同；而分主五季的风热湿燥寒，除了分主春、夏、长夏、秋、冬外，还可分别见于其他四季。从中我们发现，五时气候与五方地域之间的交融互藏是古人对自然规律归纳抽象提出来的，同时也是在五行归类的基础上发展起来的五行互藏理论。五

行互藏理论属于祖国医学方法论的范畴。有人称之为"东方的普通系统论"[14]，用于揭示人与自然的多维多层次立体结构，反映人体脏腑、经络、形体官窍、气血津液之间复杂的内在联系，说明人体脏腑组织器官的复杂性和功能属性的多样性。在天，用以说明多层次和无穷可分的物质结构和属性，如五时分春、夏、长夏、秋、冬，五气分风、寒、湿、燥、火（暑）；在人，用以说明各脏之中，必各兼五气的深层内涵，可以说，它是五行学说的精华内容之一[15]，蕴含系统论思想[16]。

明代医家赵献可对五行互藏的思想也有深刻研究。他在《医贯·五行论》中指出："五行各有五，五五二十五，五行各具一太极，此所以成变化而行鬼神也。"并以水火为例加以阐释："论五行各有五，以火言之……有水中之火，有土中之火，有金中之火，木中之火……；以水言之……有火中之水，有土中之水，有金中之水，有木中之水……此水中之五行也。明此水火之五行，而土木金可例推矣。"指出五行之中又寓五行，就火而言，可以有火中之火、水中之火、土中之火、金中之火、木中之火五类。就水而言，有水中之水、火中之水、土中之水、金中之水、木中之水五类。五类火或五类水都是用五行理论划分的，说明五行中每一行又含有五行之理，所以每一行皆是依据五行之理的生化之机，即五行互藏之意。

（一）自然界四季（五时）存在五行互藏

五行互藏理论使得五行框架没有局限于各行之间的平面联系，而是成为一个多层面的立体结构。如一年四季，每年的气候虽然都是春温、夏热、长夏湿、秋凉、冬寒，但由于地势的原因，每一时的气候又各有其五方的差异，东方偏温，南方偏热，中央偏湿，西方偏凉、偏燥，北方偏寒。

同时，由于天地的不断运动感召，即便是同一地域同一季节，也各有风、热、湿、燥、寒的偏盛偏衰。即，无论是属木的春天，属火的夏天、属土的长夏、属金的秋天、属水的冬天，既各有东（木）、南（火）、中（土）、西（金）、北（水）之地理性气候的差异，又各有或偏温（木）、或偏热暑（火）、或偏湿（土）、或偏凉偏燥（金）、或偏寒（水）六气盛衰的不同，并且任何地域、任何季节的气候，又都是在风、热、暑、湿、燥、寒六气的互为胜复、互相制约的自稳调节作用下维持其动态平衡的。

（二）人体生理、病理及疾病的诊断治疗也存在五行互藏之机理

1. 人体生理的五行互藏之理

根据五行学说，五脏分类为五行，"五行互藏"就是说五脏中的每一脏又蕴含着五脏。正如明代医家张介宾《脉神章》所言："凡五藏之气，必互相灌濡，故五藏之中，必各兼五气。"即说明五藏的每一藏中均含有他藏之气，都与其他四藏密切相关。他进一步解释："五脏五气，无不相涉，故五脏中皆有神气，皆有肺气，皆有脾气，皆有肝气，皆有肾气。"如脾胃后天之本，五行属土，以长养万物，转输水谷精微于五脏，维持全身的生理活动，故与四时相应，不独主时。《素问·太阴阳明论》云："脾者土也，治中央，常以四时长四脏，各十八日寄治，不得独主于时也。"补土派医家周慎斋有"心之脾胃，肝之脾胃，肺之脾胃，肾之脾胃，脾胃之脾胃"之说。也就是说，五藏中的每一藏功能均渗透于其他四藏之中，调控着其他四藏与己相关的功能，如此也可以说明人体脏腑生理功能的复杂性和多样性。

五行互藏在五脏互藏的基础上，基于五行的属性分类，还可体现在其他方面：

①人体津液中的五行互藏：《难经·四十九难》云：肾水"入肝为泣，入心为汗，入脾为涎，入肺为涕，自入为唾"，说明人体津液互藏之道。

②五轮学说中的五行互藏：虽然眼睛为肝之窍，但王肯堂的《证治准绳》云："金之精腾结为气轮，木之精腾结为风轮，火之精腾结为血轮，土之精腾结为肉轮，水之精腾结为水轮。"说明了眼睛虽在五行之中属于肝木，但其自身又分别有五脏之不同。

③人体官窍中的五行互藏：舌为心之窍，同时又有"舌尖属心肺，舌中属脾胃，舌边属肝胆，舌根属肾膀胱"的论述。

④精神情志中的五行互藏：如神志活动总统于心，而又分属于五脏，在心为神，在肝为魂，在脾为意，在肺为魄，在肾为志。心主喜，肝主怒，脾主思，肾主恐，肺主悲。

⑤人体音声中的五行互藏：音声出于喉咙，属肺金，然肺金鸣而有五音，分属于五脏，在肝为呼、在心为笑、在脾为歌、在肺为哭、在肾为呻等也蕴含着五行互藏之理。

2. 人体病理的五行互藏之理

在病理方面，根据五行互藏理论，一脏有病又可兼及其他四脏，如《素问·水热穴论》提出：水病"其本在肾，其末在肺，皆积水也"。《金匮要略·水气病脉证并治》进一步提出了心水、肝水、肺水、脾水、肾水的概念、病机及临床表现，从五脏水来辨治水气病。喉为肺系所属。张景岳认为，喑病不只限于肺，五脏之病皆可导致，如《景岳全书》云："凡五脏之病，皆能为喑。如以忧思积虑……心之病也；惊恐愤郁……肝之病也；或以风寒袭于皮毛，火燥刑于金脏……肺之病也；或以饥饱，或以疲劳……脾之病也；至于酒色过伤……肾水枯涸之病也。"此论体现了景岳在分析人体喑病病机时采用了五行互藏的思想。

3. 疾病的诊断治疗中蕴含的五行互藏之理

诊断上，中医通过面部望诊来了解人体的生理、病理变化，如《素问·刺热论》云："肝热病者，左颊先赤；心热病者，颜先赤；脾热病者，鼻先赤；肺热病者，右颊先赤；肾热病者，颐先赤。"表明面部色泽蕴含五行互藏之理，因此，五脏热病在颜面部的分布和表现各不相同。治疗上，中医以五行互藏之理指导临床用药，如《辅行诀脏腑用药法要》云："天有五气，化生五味，五味之变，不可胜数，今者约列二十五种以明五行互含之迹，以明五味变化之用。"提出了中药的性味分类也含有五行互藏之理。

从生态医学角度来看，五行归类自然界和人体可用于解释自然界和人体"收受通应"的线性关系，而五行生克制化之理用于揭示自然界生态平衡维持的反馈调节机制，反映了五大类别之间在平面上的相互关系，而五行互藏之理阐明的是五行之间的多层次立体网络关系，不但可以说明自然界正常与否，还可以说明人体的生理、病理以及疾病的诊断和用药。诚如明代张景岳在《类经图翼·五行统论》中云："所谓五者之中有互藏着，如木之有津，木中水也；土之有泉，土中水也；金之有液，金中水也；火之熔物，火中水也。土之互藏，木非土不长，火非土不荣，金非土不生，水非土不畜，万物生成，无不赖土，而五行之中，一无土之不可也。木之互藏，生于水，植于土，荣于火，成于金。"由此而观，则五行之理，交互无穷。五脏中的任何一脏都从不同的侧面调控着他脏的某些功能，任何一脏的病变也均不同程度地波及其余四脏，五脏之间相互依存、相互制约、相互资助、相互渗透，共同构成了"五脏互藏"的功能结构。作为五行学说精华内容之一的五行互藏理论，不仅更加完备地说明了人体生理功能的复杂性和多样性，阐释了"五藏相移，精气相错"的病理变化发展机理，而且在临床诊断、治疗以及用药方面发挥了重要的作用[17]。中医的藏象学说不是以解剖形态学为指归，而是对人体生理功能、病理变化、病证现象的整体分类概括，每一脏均涉及多系统的部分结构和功能，每一脏所主的功能均不是某一系统所能独立完成的。这种"五脏互藏"理论蕴含着丰富的生态学思想，是中国传统生态医学的深层次内涵。

综上所述，五行学说完成了由自然物质环境，到人与天地自然物质融合为一体的、整体和谐体系的构建[18]。五行学说是在总结自然气候变化规律和自然界万物生化与气候变化相互关联规律的基础上抽象形成的。它不仅体现了古人在观察揭示自然生态系统时空统一规律方面所取得的巨大成就，更重要的是体现了古人从天体运动、天地相互感召来认识气候、物候的变化，以天地一体、四时一体、万物一体的整体恒动的观点来认识自然界生态系统中所有的事物，以自然生态母系统的变化规律来分析探讨其子系统中具体事物的内部变化规律的基本思想方法，这一思维方法较之现代生态医学具有鲜明的特色，值得深入挖掘和研究。

五行生态平衡与元气—阴阳生态平衡可分不可离，分则为三、合则为一。五行学说在形成之初就蕴含元气—天地方位阴阳之理，如西汉哲学家董仲舒在《春秋繁露》中云："天地之气，合二为一，分为阴阳，判为四时，列为五行。行者，其行不同，故为五行。"因此，五行指天地之气运行分为五种方式。其形成机制：天地之气交感产生一元之气，一元之气有阴阳之分，阴阳又可再分为四季，有四季，才有五行[19]。说明五行、阴阳、元气合则为一，分则为三。《素问·阴阳二十五人》也云："天地之间，六合之内，不离于五，人亦应之。"说明五行是描述天地方位的，自然如此，人也应之。从文字学角度来看，五字本身具有"阴阳交五"之意。如《说文解字》云："五"作"×"，"五行也，从二，阴阳在天地间交午也"，说明在五行概念中有阴阳含义。五行之"行"字，《说文解字》云："人之步趋也。"即迈步行走、行动运动之意。如果说元气学说是用于揭示宇宙物质基础的唯物观，阴阳学说则是用于描述宇宙生态平衡阴阳二气二维调控机制的正负反馈平衡观，五行学说则是用于描述宇宙生态平衡的五行之气五维立体调控机制的生克制化平衡观。三者结合形成立体交叉网络，用于说明复杂的宇宙生态系统的物质基础和内部调控机制。可以说，五行学说是较阴阳学说更为复杂的反映事物之间相互滋生与抑制、进而达到整体动态平衡的调控理论，蕴含着深刻的生态平衡思想。元气—阴阳—五行学说结合成为中医学的核心思想，决定了中医学的古典生态医学本性[20]。

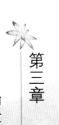

第三章

中医传统生态医学思维方法

中国传统生态医学是与现代生态医学不同的医学理论体系，这个独特理论体系的形成必然有着与之相应的认识宇宙及人体的思维方法，因此，掌握中国传统生态医学特有的思维方法是学习其精髓的重要条件。中国传统生态医学主要从宏观角度，运用哲学的思维，用整体的、普遍联系的、动态的观点对人体内外环境的相关要素进行研究，把握了人体在宇宙"气交变"中"应时而变"的整体系统规律及其复杂的调控机制。归纳起来，常见的有取象比类、推演络绎、司外揣内、揆度奇恒、试探和反证、内景反观六种方法。

一、取象比类与推演络绎——人与自然、社会的类比

取象比类，又称"援物比类"，是运用形象思维，根据被研究对象与已知对象在某些方面的相似或类同，从而认为两者在其他方面也可能相似或类同，并由此推测被研究对象某些性状特点的认知方法。

1. 人与自然的类比构成五行功能性结构系统框架

如中医学把气主升发、性喜条达的肝脏归属于

木；把消化吸收水谷、化生气血以养五脏的脾脏归属
于土；把主血脉藏神的心归属于火；把藏精主生长发
育生殖的肾归属于水；把主气司呼吸的肺归属于金
等，都是采取取象比类的方法形成的。中医学还运用
取象比类的思维创造了很多行之有效的治疗方法。如
用"釜底抽薪法"治疗火热上炎，用"增水行舟法"
治疗肠燥便秘，用"提壶揭盖法"治疗小便不利等，
这样完成了人体五脏与五行的归类；把自然界方位、
时间归属于五行同样利用了取象比类法，如太阳从东
方升起，西方落下，南方炎热，北方寒冷，这样，东
方对应于木，西方对应于金，北方对应于水，南方对
应于火；春天阳气出生，夏天阳气最旺，长夏阳气由
旺转衰，秋天阳气收敛，冬天阳气闭藏，因此，分别
对应木、火、土、金、水。其他如自然界五味、五
色、五化、五畜、五音、五嗅等的五行归属及人体内
的五腑、五体、五官、五声、五华、五液、五神、五
志等的五行归属则是利用推演络绎法而实现的，如已
知肝应春、春应木，而目、筋爪、怒、魂、呼、泪的
生理病理与肝密切相关，所以归属于木这一行。而
生、青色、酸味、角音、臊与春和东方相关，所以归
属在木一行，如此完成以"五行"为中介的体内外

"收受通应"的功能性结构系统的构建。

2. 人与社会类比认识五脏系统功能特性

中医将五脏系统与社会类比，提出"十二官"理论。十二官，人体十二脏腑的合称，即心、肝、脾、肺、肾、膻中（心包络）、胆、胃、大肠、小肠、三焦、膀胱等十二个脏腑。《素问·灵兰秘典论》曰："心者，君主之官也，神明出焉。肺者，相傅之官，治节出焉。肝者，将军之官，谋虑出焉。胆者，中正之官，决断出焉。膻中者，臣使之官，喜乐出焉。脾胃者，仓廪之官，五味出焉。大肠者，传道之官，变化出焉。小肠者，受盛之官，化物出焉。肾者，作强之官，技巧出焉。三焦者，决渎之官，水道出焉。膀胱者，州都之官，津液藏焉，气化则能出矣。凡此十二官者，不得相失也。"这样把五脏六腑构建的内环境与社会环境进行类比说明，阐明了天人一体的内在规律。

此构建方法突出以功能动态之"象"为研究对象，体现了形象、意象、法象逻辑性升华，通过对"三层次"的象规律的认识和把握，构建出"天人合一"五行框架，使中医学成为以研究"象"的运动变化规律为独特内涵的功能生态医学，比之现代生态医学强调生态内部事物"具象"联系——形态结构框架，具有更深层次的内涵。中医的"形而上"的"象"生态医学与现代"形而下"的生态医学在不同层面揭示复杂生态系统的不同内涵，但二者并不互相排斥，也不能互相替代，而是需要互补发展、互补融合。

二、司外揣内——探索内外环境相关性联系

司外揣内，又称"从外知内"或"以表知里"，是指通过观察、分析人体外部表现，以测知其体内的生理、病理变化的思维方法。《孟子·告子下》说："有诸内必形诸外。"中医根据这一思想，认为人体内部的生理、病理变化必然在人体外部以一定的形式表现出来，因此，通过对人体外部现象的观察，就能测知人体内部的生理、病理状况。《灵枢·本脏》说："视其外应，以知其内脏，则知所病矣。"临床上，通过观察人体爪甲的荣枯，来推知肝血的盛衰，就是运用"以表知里"来认识人体生理病理的思维方法。通过这一方法，先哲们发现了大量的宏观整体的规律，如《灵枢·解论》说："与天地相应，与四时相副，人参天地，故可为解。下有渐洳，上生苇蒲，

此所以知形气之多少也。阴阳者，寒暑也，热则滋雨而在上，根茎少汁，人气在外，皮肤缓，腠理开，血气减，汗大泄，皮淖泽。寒则地冻水冰，人气在中，皮肤致，腠理闭，汗不出，血气强，肉坚涩。"说明参天地可以知人事，以自然之象可以喻人之理。由"上生苇蒲"可以推知"下有渐洳"，由"热则滋雨而在上，根茎少汁"可以推知"人气在外，皮肤缓，腠理开，血气减，汗大泄，皮淖泽"；由"寒则地冻水冰"可以推知"人气在中，皮肤致，腠理闭，汗不出，血气强，肉坚涩"。所以，清代黄元御《四圣心源》曰："善言天者，必有验于人。然则善言人者，必有验于天矣。天人一也，未识天道，焉知人理！"

从生态医学角度来看，中医学把人体"小宇宙"看作是自然界"大宇宙"的缩影，用天人相应思想，把自然之理推演于人类之理，以自然之"外"揣测人体之"内"，进而运用此理，可以以人体之"表"，揣测人体之"里"——以表知里，这样认识到人体大量的只存在于整体的系统规律——系统质。系统质是系统论术语，即只存在于系统整体的"元"整体的属性和规律，是1+1＞2的规律，原则上是不可还原的。现代生态医学认识到的各种关系大多是"合整体"规律，即1+1=2的规律，原则上是可以还原的，如生态系统的天敌理论、生物链理论。因此，致力于研究"元整体"的系统规律是未来生态医学研究的方向。

三、揆度奇恒——认识人与自然相应的常与变

揆度奇恒，语出《素问·玉版论要》《素问·玉机真脏论》等篇，又称"以常达变""以常衡变"，就是用比较的方法对事物进行鉴别，从一般与特殊的比较中，从异常与正常的比较中，找出不同或相同之处，从而发现其规律。

古人无论是认识自然规律，还是人体规律，都是用宏观整体方法进行的，以常衡变即是其一。如《素问·玉版论要》云："揆度者，度病之浅深也；奇恒者，言奇病也。""五色脉变，揆度奇恒。"表明"揆度奇恒"，即是异常和正常的比较与鉴别。恒指常有、长久、普遍，正常。奇指少有、罕至、异常，二者都是现象层面的存在。中医学正是通过对自然界和人体现象中同类相应的正常与异常的比较来研究宇宙生态系统的常与变。

揆度奇恒，自然界的常与变——是认识六淫病因

的主要方法。阴阳相移，寒暑更作，气候变化都有一定的规律和限度。六气是自然界六种气候，正常时不会使人致病，但如果气候变化异常，六气发生太过或不及，或非其时而有其气，以及气候变化过于急骤，超过了一定的限度，使机体不能与之相适应，则会导致疾病发生。于是，六气由对人体无害而转化为对人体有害，成为致病因素。诚如《左传·昭公元年》医和所说的"天有六气……淫生六疾。……阴淫寒疾，阳淫热疾，风淫末疾，雨淫腹疾，晦淫惑疾，明淫心疾。"

揆度奇恒，人体的常与变——是认识人体健康与疾病状态的主要方法。通过比较进行鉴别认识，是中医学分析人体生命活动、病理变化常用的方法，在中医学的临床实践中普遍应用。

揆度脉象常与变：《素问·平人气象论》说："人一呼脉再动，一吸脉亦再动，呼吸定息，脉五动，闰以太息，命曰平人。平人者，不病也。常以不病调病人，医不病，故为病人平息以调之为法。"又说："人一呼脉一动，一吸脉一动，曰少气。人一呼脉三动，一吸脉三动而躁，尺热，曰病温。人一呼脉四动以上曰死。"这即是通过对脉率的比较，以区分和鉴别平脉、病脉和危重病脉的方法。《素问·脉要精微论》云："故持脉有道，虚静为保。春日浮，如鱼之游在波；夏日在肤，泛泛乎万物有余；秋日下肤，蛰虫将去；冬日在骨，蛰虫周密，君子居室。故曰：知内者按而纪之，知外者终而始之，此六者持脉之大法。"

揆度津液代谢常与变：如《素问·经脉别论》云："水精四布，五经并行，合于四时五脏阴阳，揆度以为常也。"这是在讨论人体津液代谢时提出的要结合四时寒暑的变易与五脏阴阳的变化，揆测其运行规律是否正常的原则与方法。

揆度气血运行常与变：如在气血运行方面，人体表现为春夏趋于体表，秋冬趋于体内的适应性改变。正如《素问·八正神明论》所言："天温日明，则人血淖液，而卫气浮。""天寒日阴，则人血凝涩，而卫气沉。"这是在人与自然发生适应性改变的时候，出现的气血循行内外的变化与自然相应之象。如果人体气血内外升降出入如自然阴阳五行之气，不能协调相应，则为病态。如《素问·生气通天论》云："凡阴阳之要，阳密乃固，两者不和，若春无秋，若冬无夏。因而和之，是谓圣度。""四时阴阳者，万物之根本也。"中医学正是通过对大量的人体生理、病理现象进行比较，结合自然现象进行比较，加以鉴别分析，依据其存在的共同之处和不同之点来认识人体生理、病理机制，这是中医学理论系统化、科学化的基础。

从生态医学角度来看，揆度奇恒法是用运动变化的观点，在"人与环境"的相互作用中考察自然界与人体"应时而变"的常与变，是恒动观的体现。这种研究方法以"稳态"与"调和"为核心，稳定与调和者为正常，失稳与不调和者为异常，从而研究了宇宙生态系统的动态稳定的常与变的宏观参数，所得结论不仅符合自然之道，而且有较大的实践意义。

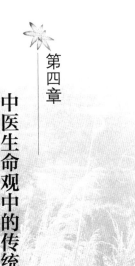

第四章

中医生命观中的传统生态医学思想

中医学在对人体生命客体的探索中，认识到人的生命是一种自然现象，是自然界物质运动变化发展到一定阶段的产物，人体就是一个大的整体系统，这个系统通过气的升降出入运动来维持相对稳定。而生命的最佳状态就是构成人体和维持人体生命的物质、能量、信息之间，及其与外部环境的物质、能量、信息之间的平衡协调状态，中医的生命观注重把人体看成一个动态的、不可分的有机整体，整体地把握生命规律，辨证地分析生命活动，并将生命现象看作与生存环境息息相通、收受通应的有机整体，充分体现了生态医学的思想。

第一节
藏象理论——人体脏腑与自然社会阴阳五行的同构类比

藏象理论是中医基础理论的核心内容，藏象理论是以精气、阴阳、五行学说为哲学基础，以五脏为中心，以心为主宰，通过经络系统"内属于脏腑，外络于肢节"，将五脏、六腑、五体、五官、四肢百骸等全身脏腑形体官窍连接成有机整体。藏象学说不仅强调人自身的整体性，还强调人与自然的统一性[21]。中医学始终强调天人相应、天人合一，始终把人的生命以及人体的健康与疾病作为复杂系统来对待，把对疾病的预防、诊断与治疗放在各种复杂性关系和环境中进行阐述。藏象理论是一个以心为主宰的极其复杂的有机整体，各脏腑之间，结构上不可分割，功能上相互为用，代谢上相互联系，病理上相互影响。只有根据天人同道、天人相应的原理，把生命过程中人与自然社会环境的和谐与否作为人体健康与疾病的根本原因，才能更好地认识健康、疾病、诊疗、康复等过程，从而达到养生康复、维持健康长寿的生态平衡。

一、"天六地五"天人同构原理明确了五脏六腑的脏腑数目

《汉书·律历志》曰："天六地五，数之常也。天有六气，降生五味。夫五六者，天地之中合，而民所受以生也。故日有六甲，辰有五子，十一而天地之道毕。"所谓六气是指风、寒、暑、湿、燥、火六种气候变化，五味是指酸、苦、甘、辛、咸五种味道，

自然界六气藏于心肺，五味藏于肠胃，五味与六气中合，则为人体五脏六腑生理功能提供营养。日有六甲是指六十甲子中只有六个天干为甲的日子，即甲子日、甲戌日、甲申日、甲午日、甲辰日、甲寅日，故称六甲日。六甲日是中国干支纪年、纪月、纪日、纪时法中的天干为甲的六个日子。

天干始于甲，地支始于子，天干与地支循环相配，可成甲子、乙丑、丙寅等六十组，循环使用，以纪日或者纪年，称为六十花甲子。干支相配六十年间有五个子年，谓甲子、丙子、戊子、庚子、壬子。也称"辰有五子"，如《汉书·律历志上》曰："日有六甲，辰有五子。"意谓六十个甲子年中，按天干算，有六个甲年。按照地支算，有五个子年。如颜师古注："六甲之中唯甲寅无子，故有五子。" 三国吴韦昭注："天有六甲，地有五子，十一而天地毕矣。"

《黄帝内经》认为人是整个大自然的产物，由天地之"气"所构成，《素问·宝命全形论》云："天地合气，命之曰人。"因此，人和自然界有着共同的规律性，自然界的发展变化与人体生命活动发展同步相应。如《素问·生气通天论》说："天地之间，六合之内，其气九州九窍，五脏十二节，皆通乎天气。"天人既是同气所化，天地阴阳四时的变化规律必然适用于人，人的生命活动时时受此规律支配。

人是大地阴阳相合的产物，不言而喻，二者有着统一的本原和属性，而"天六地五"又是"数之常也"，是关乎人体生命的天数。"人与天地相参也，与日月相应也"（《灵枢·岁露篇》），人体脏腑数目与之相应相符便有脏为五、腑为六之说。正如《春秋繁露·为人者天》所言："人之形体，化天数而成。"《春秋繁露·人副天数》也说："天地之符，阴阳之副，常设于身，身犹天也，数与之相参，故命与之相连也。天以终岁之数，成人之身，故小节三百六十六，副日数也；大节十二分，副月数也；内有五脏，副五行数也；外有四肢，副四时数也……"《白虎通·五行》则说得更为明白："人有五脏六腑，何法？法五行六合也。"《情性》又云："人本含六律五行气而生，故内有五脏六腑，此情性之所由出入也。"不但如此，还明确指出五脏六腑是什么："五藏者何也？谓肝、心、肺、肾、脾也。""六腑者，何谓也？谓大肠、小肠、胃、膀胱、三焦、胆也。"五脏六腑"化天数而成"的思想离不开生态学的学术思想。这里，天指自然，数指法则，天数，即天行的自然法则，因此，人体五脏六腑的命名是秉天地自然法则而成的。

二、自然环境对脏腑的影响体现了藏象学说"天人相应"的思想

人赖自然环境以生存，人的生命活动规律必然受自然环境的制约和影响，机体对自然环境的影响，也必然要作出相应的反应，故《灵枢·岁露》说："人与天地相参也，与日月相应也。"藏象学说应用五行学说将自然界的五时、五方、五气、五化等与人体五大功能系统密切联系，构成了人体内外环境相应的统一体。

从季节气候而言，人在漫长进化过程中，受自然选择而生存、发展，体内形成相适应的机制。大自然对于天地万物的影响，最主要是四时，五脏应四时而生，《素问·四气调神大论》曰："夫四时阴阳者，万物之根本也。所以圣人春夏养阳，秋冬养阴，以从其根，故与万物沉浮于生长之门。"《素问·宝命全形论》也谓："人以天地之气生，四时之法成。人能应四时者，天地为之父母。"《黄帝内经》以五脏作

为人体适应四时变化规律的主体，即四时五脏。"五脏应四时，各有收受"（《素问·金匮真言论》），五脏与五时之气是相互通应的，如心通于夏气，肺通于秋气，肾通于冬气，肝通于春气，脾通于土气（《素问·六节藏象论》）。故有"应春温之气以养肝，应夏热之气以养心，应长夏之气以养脾，应秋凉之气以养肺，应冬藏之气以养肾"的养生原则。五脏之气的虚实强弱与四时气候变化有密切关系。例如，春季肝气旺，冬季肾气旺。故春季多发肝病，冬季多发肾病。从养生的角度来说，当顺应四时，故养生调摄，治疗用药，春天应有利于肝气之疏泄，冬季应有利于肾精之闭藏。另一方面，根据五行学说，五脏之间存在着生克制化关系。例如，相对而言，肺气在春季较旺，夏季较弱，长夏转强，冬季也较旺，故病情预后转归也不同，如《素问·藏气法时论》说："病在肺，愈在冬，冬不愈，甚于夏，夏不死，持于长夏。"

从地方区域而言，藏象学说按五行特性将五方与五脏类比，如东方属木，主生发，与肝气相通应；南方属火，主生长，与心气相通应，等等。这种类比是有一定科学内涵的。地域不同，气候、水土、饮食、居处以及生活习惯等方面有很大差异，从而使人体脏腑强弱不同，体质和发病倾向也有一定的差别。如江南多湿热，人体腠理多疏松；北方多燥寒，人体腠理多致密。藏象学说"天人相应"的思想为认识自然界气候与脏腑"收受通应"的常与变，以及季节性多发病与脏腑内在相关性提供了重要的参考价值。

三、社会官制文化促进了脏腑主次协同观念的形成

藏象学说在其形成过程中还受到社会官制的影响。《黄帝内经》将脏腑与社会官制类比，不仅说明五脏六腑是统一和谐的整体，同时也阐明了五脏六腑的主要功能及地位。

《素问·灵兰秘典论》把心比作"君主之官"，好比一国的皇帝，说明其地位的重要性；把肺比作"相傅之官"，相当于辅佐皇帝的大臣，把皇帝的指令发布全身；把肝比作"将军之官"，象征肝志在怒，有勇有谋，像带兵打仗的将军一样刚强；把脾胃比作"仓廪之官"，说明脾胃负责食物的消化吸收，像储藏粮食的仓库官员，负责供给各处营养；把肾比作"作强之官"，象征肾负责人体作用强力的功

能。《素问·灵兰秘典论》曰："心者，君主之官，神明出焉。""故主明则下安，以此养生则寿，殁世不殆，以为天下则大昌。主不明则十二官危，使道闭塞而不通，形乃大伤，以此养生则殃，以为天下者，其宗大危，戒之戒之。"指出心作为君主，安则身体康泰，不安则气机闭塞，疾病丛生。《黄帝内经》以君臣相傅论脏腑，并以官职的大小、贵贱来说明其地位、作用及相互关系，反映古代官制文化对藏象学说形成的影响，这是将社会官职之象类比脏腑功能之象而形成的概念。因此，藏象所谓的"藏"实质是据各类"象"而类推出的"藏"，藏所把握的实质是各类代表功能属性的"象"的运动规律，这种"以象测藏"（以表知里）认识藏的方法，是联系藏和象及建立藏象学说的主要方法论[22]。藏象学说阐述五脏之间生理功能、病理变化都贯穿着"人体是有机的整体"这一基本观点，重视内环境相对协调稳定，否则关系失衡、变生百病。

四、自然阴阳的对立统一与脏腑阴阳同构类比

生态学认为人类生存的自然环境是个巨大的生态

系统，虽然生态系统中的各个物种之间存在着极其复杂的关系，但其中最基本的关系是相互资生或相互抑制，以达到生态系统的整体平衡，保证生态系统的存在和发展。所以生物之间的相互关系和生态整体的概念是生态学的基本概念。中国古代的阴阳五行学说就是反映生态学原理的最佳理论模型。

《素问·阴阳应象大论》说："阴阳者，天地之道也，万物之纲纪，变化之父母，生杀之本始，神明之府也。"这里的"纲纪""父母""本始"都是本原、根源的意思。也就是说，阴阳是自然界（天地）的根本规律，是万事万物产生、发展、变化、壮大以至衰亡的根源，是现象世界秩序井然、充满生机（神明）的内在源泉。阴阳二气共处一个统一体中，性质相反却又彼此依赖，作用各异而协调配合，共同完成统一体的整体功能。在脏腑也正是由于其内阴阳二气的交感相错、相互作用，推动功能活动，推动和调控着人体的生命进程。同时又由于体内阴阳二气的对立制约、互根互用和消长转化，维系着脏腑之间协调平衡的状态，人体的生命活动才能有序进行，各种生理功能才能得到稳定发挥。

1. 自然阴阳的划分确立了脏腑阴阳的属性

①脏阴腑阳的属性划分：将五脏划分为阴，是因为脏的形态多为实质性器官，其功能是贮藏人体精微物质，常常水谷精微充满其内，而不是水谷糟粕壅实其中，以静为主，所以为阴；而六腑为阳，是因为腑的形态多为中空器官，其功能是传化水谷，常常水谷糟粕壅实其内，而不是水谷精微充满其中，以动为主，所以为阳。这种划分虽然参考了形态，但对形态的认知是粗线条的笼统认识，因为对脏腑阴阳划分的主要目的不在于说明形态结构如何，而是为了区分脏腑 "藏" "泻" "满" "实" 不同的功能特点，其关注重点始终是脏腑功能关系。属于阴的五脏和属于阳的六腑，只有藏泻相济、阴阳平衡，才能保证脏腑功能之间的平衡协调。

②脏腑自身阴阳属性划分：对脏腑内部物质、结构和功能的认识，中医学同样是选择了 "一分为二" 的矛盾关系分析法，如把五脏的物质和功能称为脏腑之气，其中对某脏功能发挥 "温煦" "推动" "兴奋" 作用的物质和功能，称为某脏之 "阳"，而发挥 "清凉" "滋润" "抑制" 作用的物质和功能，称为某脏之 "阴"。如 "肾阴" 指对肾的藏精、主生

长发育、生殖、纳气、主持水液代谢功能发挥"清凉""滋润""抑制"作用的物质和功能;"肾阳"是指对肾的藏精、主生长发育、生殖、纳气、主持水液代谢功能发挥"温煦""推动""兴奋"作用的物质和功能。这样中医就可以解释某一脏功能的盛衰或寒热变化。每一个脏、腑发挥正常的生理功能,需要自身内部的阴阳平衡,五脏之阴阳、六腑之阴阳相互为用,对立制约,相辅相成,以此保证人体生命活动的正常进行。

2. 自然阴阳的对立统一阐明了脏腑自身阴阳平衡与失调的生理病理机制

从脏腑自身阴阳平衡而言,人体的整体生命活动,是由各脏腑、经络、形体、官窍各司其职,协调一致来完成的,而脏腑的功能,需要脏腑阴阳的平衡协调。五脏之阴,具有凉润、宁静、抑制等作用;五脏之阳,具有温煦、推动、兴奋等作用。五脏之阴与五脏之阳两者协调平衡,则五脏之气冲和畅达,各发挥应有的功能。五脏之阴虚衰,凉润、宁静等作用减退,则生虚热性病证;五脏之阳虚衰,温煦、推动等功能减退,则生虚寒性病证。五脏之阴虚与五脏之阳虚,是五脏之气虚的不同表现。治疗五脏之阴虚和五脏之阳虚，应运用"阳病治阴"和"阴病治阳"的治疗原则。如肺气分为肺阴与肺阳，肺阳主温煦、宣发；肺阴主凉润、沉降。肺阴与肺阳运行协调，则宣发与肃降相反相成，呼吸均匀，水精四布。他脏以此类推。若五脏之阴气与阳气失去了协调平衡，则可导致五脏之气运动失常，变生寒热。如肾阳虚、肾阴虚都是肾之阴阳之间对立统一关系失调造成的，肾阳虚不能制约肾阴则寒，肾阴虚不能制约肾阳则热，肾气虚是肾功能降低，没有肾阴肾阳的偏盛偏衰，因而没有寒热表现，肾阳虚、肾阴虚、肾气虚分别对应一组特定的症状体征。

中医认为人体的正常生命活动，是阴阳两个方面保持对立统一的协调关系，使阴阳处于动态平衡状态的结果，物质与功能、阴与阳共处于相互对立、依存和转化的统一体中，维持着物质与功能、阴与阳的相对的动态平衡，保证了生命活动的正常进行。

3. 自然阴阳的对立统一阐明了脏腑相互关系的生理病理机制

人体以五脏为中心，与六腑相配合，以精气血津液为物质基础，通过经络的联络作用，使脏与脏、脏与腑、腑与腑、脏与奇恒之腑之间密切联系，将人体构成一个有机整体。脏腑之间的密切联系，除在形态结构上得到一定体现外，也表现在脏腑之间通过阴阳的对立制约以达到相互促进及消长平衡。如，心在上，属火，为阳中之阳脏，心阳宜下降以温肾阳使肾水不寒；肾在下，属水，为阴中之阴脏。肾阴宜上升以济心阴，心阴含敛心阳，使心火不亢，如此维护"心肾相交""水火既济"的阴阳交感、协调状态，如果心阳不下降，肾阴不上承，则导致"心肾不交""水火不济"的病理状态，出现失眠、心烦、腰膝酸软等表现。

阴阳学说中"天人合一"的思想揭示了人的健康与天、地环境有关，一切顺其自然生态变化，才有利于四季万物生长收获。违背自然界规律，就不能达到人和自然的和谐统一[23]。和谐统一也具自然生态含义。中医就是根据这一思想从整体上调节人体平衡，使人体处于动态平衡的健康状态。

五、五行生胜与脏腑动态平衡同构类比

1. 以五行的特性明确五脏的生理特点

藏象学说是《黄帝内经》理论的核心内容，对于

藏象理论的形成，《素问·五脏生成论》提出"五脏之象，可以类推"的原则，王冰注释："象，谓气象也。言五脏虽隐而不见，然其气象性用，犹可以物类推之。"张介宾说："象，形象也。藏居于内，形见于外，故曰藏象。"（《类经·藏象类》）根据五行之象，《素问·金匮真言论》从直观经验入手，按照功能行为的相同或相似归为同类的原则，将自然界和人体分为五类，然后发掘出蕴涵于"象"中的深层的藏象理论。首先，以五行之象类推五脏的功能作用。如肝象木而曲直，心象火而炎上，脾象土而安静，肺象金而刚决，肾象水而润下。其次，以五行之象类推五脏外合体窍、通于天气的理论。将人体脏腑、器官、生理部位和情志活动与外界的声音、颜色、季节、气候、方位、味道等分门别类地归属在一起。如心脏，其基本功能是主神明，主血脉，宇宙万物中的赤色、徵音、火、夏、热、南方、苦味等均可归属于心。

五行学说将人体的五脏分别归属于五行，并以五行的特性来说明五脏的生理功能。如木有生长、升发、舒畅、条达的特性，肝喜条达而恶抑郁，有疏通气血、调畅情志的功能，故以肝属木。火有温热、向上、光明的特性，心主血脉以维持体温恒定，心主神明以为脏腑之主，故以心属火。土性敦厚，有生化万物的特性，脾主运化水谷、化生精微以营养脏腑形体，为气血生化之源，故以脾属土。金性清肃、收敛，肺具有清肃之性，以清肃下降为顺，故以肺属金。水具有滋润、下行、闭藏的特性，肾有藏精、主水功能，故以肾属水。

以中医五行理论形成的"天人相应"时空结构，将脏腑与内外环境联系起来，体现了自然气候、物候与人体内环境的通应关系，"天人合一"是中医生态思想的组成部分。

2. 构建天人一体的五脏系统

人体本是一个复杂的、具有多重组织结构的系统。《黄帝内经》在"天人合一"观念下，将哲学思辨的五行解说模式应用于人体系统，归纳不同层次和等级的子系统为相互作用的五种关系。人体系统之下分为五脏子系统——肝系统、心系统、脾系统、肺系统、肾系统；组织器官系统——五脏、六腑、五体、五官、五华；基本物质系统——精、气、血、津、液。这些不同层次和等级的子系统通过经络联系在一起，形成一个完整的统一体——"藏象"。五行系统是一种多体稳定系统。五行中各组成部分有不同的作用及其相互关系，按功能特性分成五个小系统。具有生发、条达的小系统叫作"木系统"；具有炎热、向上特性的小系统叫作"火系统"；具有长养、化育特性的小系统叫作"土系统"；具有清静、收杀特性的小系统叫作"金系统"；具有寒冷、润下特性的小系统叫作"水系统"。五个小系统之间通过生克胜复机制维持整体的动态平衡与协调。《黄帝内经》强调人体是以五脏为中心的有机整体，五脏功能正常维持人体的生命生生不息。五脏的正常功能就是在五个小系统相互促进、相互抑制的关系中得以维持的。

五行学说除了以五行特性类比五脏的生理特点，确定五脏的五行属性外，还以五脏为中心，推演络绎整个人体的各种组织结构与功能，将人体的形体、官窍、精神、情志等分归于五脏，构建以五脏为中心的生理病理系统。同时又将自然界的五方、五气、五色、五味等与人体的五脏联系起来，建立了以五脏为中心的天人一体的五脏系统，将人体内外环境联结成一个密切联系的整体。如以肝为例："东方生风，风生木，木生酸，酸生肝，肝生筋……肝主目。"（《素问·阴阳应象大论》）"东方青色，入通于肝，开窍于目，藏精于肝，其病发惊骇，其味酸，其类草木……是以知病之在筋也。"（《素问·金匮真言论》）这样把自然界的东方、春季、青色、风气、酸味等，通过五行的木与人体的肝、筋、目联系起来，构筑了联系人体内外的肝木系统，体现了天人相应的整体观念。

3. 五行的生克和胜复维持脏腑的动态平衡

《黄帝内经》认为，人体的五行系统通过生克和胜复机制维持机体的动态平衡。《黄帝内经》将五行系统中的调节机制区分为两类：一类是正常情况下的生克机制，一类是异常情况下的胜复机制。生克机制包括相生、相克两个方面。从相生来看，每一行都具有"生我"和"我生"两种关系，又称"母子"关系。从相克来看，每一行都具有"我克"和"克我"两种关系，《黄帝内经》称为"所胜""所不胜"。因此，每一行都具有"生我""我生""克我""我克"四重关系。这表明在五行系统中任何两行之间都存在着相生或相克的关系。《黄帝内经》认为，五行的生克是一种对立统一、相互关联并相互制约的关系。五行相生代表事物发展过程的五个阶段，前一行是后一行的基础，后一行是前一行的演化。而五行相克则反映事物的运动变化，使五行相生不至于太过而有用，如木得金克则材，火得水克而不焚，土得木克而不塞，金得火克而成器，水得土克而不泛。由于五行中的每一行既被生又能生，既能克又被克，因而总体上表现为一种正常的动态平衡趋势。

①以五行相生说明五脏之间相互资生的平衡协调：肝生心即木生火，如肝藏血以济心，肝之疏泄以助心行血；心生脾即火生土，如心阳温煦脾土，助脾运化；脾生肺即土生金，如脾气运化，化气以充肺；肺生肾即金生水，如肺之精津下行以滋肾精，肺气肃降以助肾纳气；肾生肝即水生木，如肾藏精以滋养肝血，肾阴资助肝阴以防肝阳上亢。

②以五行相克说明五脏之间的相互制约平衡协调：肾制约心即水克火，如肾水上济于心，可以防止心火之亢烈；心制约肺即火克金，如心火之阳热，可以抑制肺气清肃太过；肺制约肝即金克木，如肺气清肃，可以抑制肝阳的上亢；肝制约脾即木克土，如肝气条达，可疏泄脾气之壅滞；脾制约肾即土克水，如脾气之运化水液，可防肾水泛滥。

③以五行制化说明五脏之间的生态平衡：依据五行学说，五脏中的每一脏都具有生我、我生和克我、我克的生理联系。五脏之间的生克制化，说明每一脏

在功能上因有他脏的资助而不至于虚损，又因有他脏的制约和克制而不至于过亢；本脏之气太盛，则有他脏之气制约；本脏之气虚损，则又可由他脏之气补之。如脾（土）之气，其虚，则有心（火）生之，其亢，则有肝（木）克之；肺（金）气不足，脾（土）可生之；肾（水）气过亢，脾（土）可克之。这种制化关系把五脏紧紧联系成一个整体，从而保证了人体内环境的统一。

五脏系统之间通过生克胜复机制维持整体的动态平衡与协调。中医在对人的生命运动规律的研究中，把五行"彼相生、间相克"的生克制化思想，运用在对脏腑关系及其生理、病理和疾病的诊断、治疗的认识中，为理解人体系统的特性、调整人体系统提供了依据。

4. 五行的乘侮阐释脏腑的失衡状态

乘侮机制是五行系统的相对稳定和平衡被打破、机体脏腑功能失调，机体五行系统起动的一种调节机制，也是针对生态失衡的一种调节机制，其表现和机理为：若一行有余，其所不胜（克我）之行不能抑制它，于是它不但加倍地侵袭其所胜（我克），而且会反过来凌辱其所不胜；若一行不足，则其所不胜不但加倍地乘虚侵袭它，其所胜也会反过来凌辱它。《黄帝内经》称这种关系为"相乘""相侮"，前者为克之太过，后者为反克。正如《素问·五运行大论》所说："气有余，则制己所胜而侮所不胜；其不及，则己所不胜侮而乘之，己所胜轻而侮之。"另一方面，当五行中的某一行出现太过或不及，该行与其他四行的关系在总体上的不平衡，则将导致强者越强、弱者越弱，五行系统本身可以产生"复气"以调整之。所以，《素问·至真要大论》说："有胜则复，无胜则否。"《黄帝内经》把由于太过或不及所引起的对"己所胜"的过度克制称为"胜气"；将平抑胜气之作用称为"复气"。在一个过程中，有多少胜气，就会出现多少复气，即有多少太过，便会有多少不及，有多少不及，又会引起多少太过。如以火为例，火气太过，则对金克伐太过使金偏衰，金偏衰相应地会减弱对木的约束，木因此偏亢加剧对土的克制，土被抑衰后又会降低对水制约，水于是旺起来把太过的火气克伐下去，使之恢复正常；火气不足，则受到水的过度克制，但同时又会引起金的偏亢，金偏亢则使木受压抑而偏衰，木偏衰又造成土偏亢，土偏亢导致水衰，水偏衰最后使火气由不及而恢复平气。这样，通过胜复机制维持五行系统在异常情况下的动态平衡。

藏象学说就认为人体与自然界密不可分，强调人体内外环境、人体各脏腑之间，在物质代谢上、形态结构上、生理功能上、病理变化上都是互相联系、互为影响的，蕴含着丰富的传统生态医学思想。脏腑之间的生理和病理的特殊相关性形成五脏子系统，人体通过五脏子系统的相互作用实现机体的相对稳态。根据《素问·六节藏象论》《灵枢·本输》《灵枢·五阅五使》等可知，五脏系统是一个相互协调和制约的自动调节结构。五脏子系统的相互协调使机体保持相对稳态。五脏子系统通过五行生克制化的原理产生内在的联系和变化并进行反馈联系，实现调节和控制，使机体处于稳态和平衡，维持正常的生理活动。其中某个系统在内外因素的干扰下发生太过或不及，偏离正常状态时，其他系统就会对它施加作用，经过不断反馈控制，达到新的平衡。如果通过自我调节不能恢复正常平衡，就会发生病变。因此，《素问·六微旨大论》说："亢则害，承乃制，制则生化，外列盛衰，害则败乱，生化大病。"

5. 五行生胜阐明脏腑疾病的传变

疾病处于不断的变化之中，任何疾病都有其发生、发展到结局的过程。由于致病因素的不同，患者体质强弱的差异，外在环境条件的不一，以及医护措施的得当与否，都能影响到疾病的发展和演变趋向。从本质上讲，疾病的传变即是疾病在其发展过程中的不同时间和不同层次上人体脏腑经络及精气血津液等各种病理改变的复杂联系和变化，体现了生态系统中各个生物之间，生物与环境之间不能保持协调统一的状态，出现病理上的相互影响。

（1）相生关系的传变

包括"母病及子"和"子病及母"两个方面。

母病及子，即母脏之病传及子脏。如肾属水，肝属木，水能生木，故肾为母脏，肝为子脏。肾病及肝，即属母病及子。临床常见的因肾精不足不能资助肝血而致的肝肾精血亏虚证；肾阴不足不能涵养肝木而致的肝阳上亢证；肾阳不足不能资助肝阳而致的少腹冷痛症，皆属母病及子的传变。他脏之间的母病及子传变，可以此类推。母病及子，多见母脏不足累及子脏亏虚的母子两脏皆虚的病证。

子病及母，是指疾病的传变，从子脏传及母脏。如肝属木，心属火，木能生火，故肝为母脏，心为子脏。心病及肝，即是子病及母。临床常见的因心血不足累及肝血亏虚而致的心肝血虚证，因心火旺盛引动肝火而形成心肝火旺证，皆属子病及母。子病及母，既有子脏虚引起母脏也虚的虚证，又有子脏盛导致母脏也盛的实证。另外，还有子脏盛导致母脏虚的虚实夹杂病变，即所谓"子盗母气"，如肝火亢盛，下劫肾阴，以致肾阴亏虚的病变即是。

（2）相克关系的传变

包括"相乘"和"相侮"两个方面。

相乘，是相克太过致病。引起五脏相乘的原因有二：一是某脏过盛，而致其所胜之脏受到过分克伐；二是某脏过弱，不能耐受其所不胜之脏的正常克制，从而出现相对克伐太过。如以肝木和脾土之间的相克关系而言，相乘传变就有"木旺乘土"（即肝气乘脾）和"土虚木乘"（即脾虚肝乘）两种情况。由于肝气郁结或肝气上逆，影响脾胃的运化功能而出现胸胁苦满、脘腹胀痛、泛酸、泄泻等表现，称为"木旺乘土"。反之，先有脾胃虚弱，不能耐受肝气的克伐，而出现头晕乏力、纳呆嗳气、胸胁胀满、腹痛泄泻等表现，称为"土虚木乘"。

相侮，是反向克制致病。形成五脏相侮亦有两种情况，即太过相侮和不及相侮。太过相侮，是指由于某脏过于亢盛，导致其所不胜无力克制而反被克的病理现象。例如：肺金本能克制肝木，由于暴怒而致肝火亢盛，肺金不仅无力制约肝木，反遭肝火之反向克制，而出现急躁易怒、面红目赤，甚则咳逆上气、咯血等肝木反侮肺金的症状，称为"木火刑金"。不及相侮，是指由于某脏虚损导致其所胜之脏出现反克的病理现象。如脾土虚衰不能制约肾水，出现全身水肿，称为"土虚水侮"。

生态系统中，种群之间、种群内部个体之间、生物与环境之间存在着物质、能量和信息的传递，食物链、网就代表信息传递系统。中医认为，一切事物，包括自然界，都不是孤立、静止的，而是处于永恒的运动中，各脏腑功能协调，气血流畅，整个生命运动保持相对稳态，人体则健康安和。五行学说体现了生态学的平衡原理，如果脏腑之间五行的生克出现异常，则会一脏之病传及他脏，正如《素问·玉机真藏论》说："五藏受气于其所生，传之于其所胜，气舍于其所生，死于其所不胜。病之且死，必先传行至其所不胜，病乃死。"

第二节

经络理论——人体经络与自然时空的同构类比

经络对人们来说是一个既熟悉又神秘的概念。有人把经络理解为神经，有人理解为血管或其他，聚讼纷纭，莫衷一是。其实，就中医本身来说，经络是经脉和络脉的简称。脉即血脉，在中医看来是运行气血的通道。"脉"与"派"是同源字。"派"本意为水流的分支，所谓流派、分派是也。所以"脉"的概念源于自然界河流分派的类比，指人体内血气运行的通道。不过"脉"与西医的血管不同，西医的血管是管道系统，有内外边界，有动静脉之分；而中医的脉虽然最初来源于血脉的观察，但作为成熟的"经脉"，是着重从功能角度认识的"功能性结构模型"，是血管、神经、淋巴管等某些功能在运送气血中产生的"功能性结构"。人活着的时候有经络现象和结构存在，人死后，结构和功能就不存在。

但是《黄帝内经》的经络系统和藏象系统一样，并非人体内的独立封闭的自我循环系统，而是与自然界处于紧密的联系之中，并时时受到自然界的影响，这与西医关于循环和神经系统的理解是完全不同的。古代河流治理的水利工程学的有关思想是人体经络概念形成的条件之一[20]。《难经》明确地说："圣人图设沟渠，通利水道，以备不虞。天雨降下，沟渠满溢，当此之时，霶霈妄行，圣人不能复图也。此络脉满溢，诸经不能复拘也。"（《二十七难》）古代规划建设沟渠，通畅水路的流行，原是为了防备不测的水灾，如果天空降下很多雨，就会使沟渠里的雨水盈满充溢。当此之时，大量雨水泛滥妄行，圣人也无法堵水外流。这时络脉的气血开始盈满，各个正经也无法再约束之。这就是把十二经脉与络脉气血流注之理与自然界疏浚雨水的河流进行类比，通过"取类比象"进行说明，这是"天人一理"生态医学思想的体现。

一、经络与自然河流同构类比

古人是如何发现经络的？经络的实质与物质基础是什么？至今也未能探明。但《黄帝内经》中有"地有十二经水，人有十二经脉"之说，研究经脉的方法之一就是借助自然界的经水喻经脉，以十二条水系的纵横交错、川流不息，来形容人体经脉气血的运行，也似自然界江河湖海一般，各有其源泉、交会、出入、离合等运行规律。这样，经脉就与其他脏腑一起被置身于自然之中，大自然的变化可影响江河湖海的流行与涨落，同样也可影响经脉所运行的气血的流行与盈亏。

1. "天人同构"，地有十二经水，人体有十二经脉

中医认为"天人同构"，人体的组织结构源于天地自然，人体的物质构造也与自然界具有统一性，表明人是自然界的一部分，而不是独立于自然之外的特殊个体，体现了"天人相应"的生态医学思想。

水是生命的源泉，逐水而居是人类的生存本能。作为我国北方的主要水源，黄河与黄河流域成为我们祖先的自然选择。人类的文明史总是与水相依而生，逐水而居，不仅仅是游牧民族的专利，世界四大文明古国都有一条与国家兴衰密切相连的生命河。在我国，这条生命河就是黄河，她是孕育中华民族的母亲。

古代的中国版图上有十二条河流，也就是十二经水。《管子·水地》认为：水，就是大地的血气；其相对于大地的意义，就像经脉之中流通的气血相对

于人体的意义一样。十二水，在此主要是以其川流不息的样子，来比喻经脉受血而周流于人体的状态，因此称为经水。《黄帝内经》把经脉比喻成经水，将这十二条河流对应于人体十二条经脉。如《灵枢·经水》说："此人之所以参天地而应阴阳也，不可不察。足太阳外合清水，内属膀胱，而通水道焉。足少阳外合于渭水，内属于胆。足阳明外合于海水，内属于胃。足太阴外合于湖水，内属于脾。足少阴外合于汝水，内属于肾。足厥阴外合于渑水，内属于肝。手太阳外合淮水，内属小肠，而水道出焉。手少阳外合于漂水，内属于三焦。手阳明外合于江水，内属于大肠。手太阴外合于漯水，内属于肺。手少阴外合于济水，内属于心。手心主（手厥阴）外合于漳水，内属于心包。凡此五脏六腑十二经水者，外有源泉而内有所禀，此皆内外相贯，如环无端，人经亦然。" 认为与五脏六腑相通的十二经脉，其气血的流行，就像自然界十二条河流之水的流动一样，既有显现于外的源泉，又有隐伏在内的归巢。人体五脏六腑十二经脉正是秉受自然界十二河流的经水之气，才得以"内外相贯，如环无端"。

通过把经脉比作经水，把人与天地相参，河流"五色各异，清浊不同""其有大小、深浅、广狭、远近各不同"，经脉也同于自然之理，如《灵枢·经水》曰："经脉十二者，外合于十二经水，而内属于五脏六腑。夫经水者，受水而行之；五脏者，合神气魂魄而藏之；六腑者，受谷而行之，受气而扬之；经脉者，受血而营之。"十二经脉像十二条河流一样，都有各自属于五脏六腑的源头，河流是因为承载了水而通行各处，五脏是因为结合了精神魂魄志意而藏于内，六腑因受纳了水谷而传导输布，经脉因血气的存在而营运全身各处。

2. 以河流的发源地解释十二经脉的流注次序

十二经脉是气血运行的主要通道，它们首尾相贯、依次衔接，因而脉中气血的运行也是循经脉依次传注的。《灵枢·经脉》介绍十二经脉的时候，是从肺经开始的。经脉的循环从肺→大肠→胃→脾→心→小肠→膀胱→肾→心包→三焦→胆→肝，再到肺，这样一个如环无端的完整循环。经脉循行为何有这样的规律？

我们看到《灵枢·经水》篇十二经水之中，与肺经（寅）和大肠经（卯）分别对应的是河水（黄河）

和江水（长江），长江流域与黄河流域自古以来都分布着中国的政治、经济、文化中心，具有非常特殊的意义。肺与大肠是互为表里的两条经脉，长江与黄河也是分居南北，从西向东横行在中国版图上的两条河流。

《黄帝内经》书名最早见于《汉书·艺文志》，《汉书》是东汉班固根据西汉末年刘歆所撰的《七略》做蓝本编辑的。这就表明至少在西汉时期，《黄帝内经》已经成书。西汉建都长安，即现在的西安，这是当时整个中国的中心。虽然现在的地图与《黄帝内经》成书时代的地图不太一致，但几千年来，长安的地理位置没有变化，长江和黄河的循行路线也没有大的变化，渤海、黄海、东海、南海这四海也没有变化。中医学强调天人合一生态观，所以与现代中国地图对比一下，以长安为中心，然后按照方位，把十二地支（对应十二经脉）放在中国地图上，寅（肺）和卯（大肠）所在位置，都是出入大海的口岸，而长江和黄河，其发源地都是唐古拉山山脉所在的方位西（肾），而长江、黄河又是整个中国最重要的两大动脉，这也能解疑《黄帝内经》为什么说"卫出下焦"。长江、黄河的水都源自青藏高原，最后都流进大海里，长江与黄河在流行的过程中，沿途都有很多大大小小的河流、溪水补充进来，长江、黄河也不断地有水蒸发到天上和下潜入地下，这其实就是《黄帝内经》所云："经水者，外有源泉，而内有所禀，此皆内外相贯，如环无端，人经亦然。"

综上，"人与天地相参"（《灵枢·岁露篇》）是中医经络学说形成的重要理论背景，从人与自然界的整体性、同构性来解释经络学说的形成与内容，是中医传统生态医学对生命结构与运动规律的独特认识。

3. 以四时气候对江河的影响解释六淫邪气对经络气血运行的影响

《素问·离合真邪论篇》曰："地有经水，人有经脉，天地温和，则经水安静；天寒地冻，则经水凝泣，夫邪之入于脉也，寒则血凝泣，暑则气淖泽。"《灵枢·岁露篇》说："人与天地相参也，与日月相应也，故月满则海水西盛，人血气积，肌肉充，皮肤致，毛发坚，腠理郄，烟垢著，当是之时，虽遇贼风，其入浅不深。至其月郭空，则海水东盛，人气血虚，其卫气去，形独居，肌肉减，皮肤纵，腠理开，毛发残，膲理薄，烟垢落，当是之时，遇贼风则其入深，其病人也卒暴。"这说明人体经络中的气血是随着自然界月亮的圆缺而发生周期性的盛衰变化。韦协梦《医论三十篇》亦用河水的运动说明经络之气的运行："气不虚不阻……譬如江河之水，浩浩荡荡，岂能阻塞，惟沟浍溪谷水浅泥淤，遂至壅遏。不思导源江河，资灌输以冀流通，惟日事疏凿，水日涸而淤如故。"此以水受寒温影响而汹涌与凝泣，类比经气运行受寒温影响的流利与滞涩。人秉天地日月之精华而生，独特的经络系统感应天地气接的变换而变化。天寒地冻，河湖结冰，此时经水凝泣，不适施针，针则难以调气，惟损气血而已。天热地温，则经水满盛，此时施针，浅刺即可达调气理血之目的。

4. 从对十二经水的疏导阐释经络的治病机理

如同河流都有一定的流域范围一样，人体的经脉也都有固定的行走路线，并且在行走路线上还有许多特殊的部位，这就是穴位，这些穴位都位于较低凹处，如肌肉与肌肉之间、骨骼与骨骼之间、肌肉与骨骼之间以及骨骼的凹陷或孔隙处。由于自然界水往低处流，如果河道淤积，河水就会溢出河道，泛滥成灾，气血运行亦是如此，气血以通为顺，如果经络阻滞，气血运行不通畅，就容易淤积阻滞在这些部位。

要治理水患，就得使用锹铲疏浚河道，导引水流下行，治疗经络气血的不通则可使用艾灸或针具刺激这些穴位以祛淤导滞、疏通经络，使气血运行通畅，达到治病的目的。

自然界万事万物的产生、发展、变化、壮大，以至衰亡的根源，是现象世界次序井然、充满生机的内在源泉。各物质之间相互依赖、作用各异而协调配合，共同完成统一体的整体功能。人体正常生命活动也需要一个畅通无阻、井然有序的内部环境。如果不遵循这个规则，机体就会失去平衡而出现紊乱的病理状态。因此，治疗上就要结合自然变化，用自然之理调节人体，这是"天人相应"生态医学思想在治疗学上的反映。

二、经络与自然时间同构类比

中医将一天分成十二个时辰，并用十二地支（子、丑、寅、卯、辰、巳、午、未、申、酉、戌、亥）代表，并形成子午流注学说。子午流注学说是中医学的主要组成部分，是研究人体气血运行的时刻表。中医认为，自然界与人是统一的整体，自然界的年、季、日、时周期变化，影响着人们的生理、病理相应的周期变化，如人的脉象、春弦、夏洪、秋毛、冬石；人的病情变化多半是早晨轻、中午重、夜晚更重，这些情况和人体气血运行有关，也就是在不同的时辰，气血运行于不同经络，对人体的生理、病理起到了直接的影响，和现代科学提出的生物钟效应相似。子午流注学说认为，人体气血的运行是按照一定的时间循环无端，连成一个大的循环通道，即十二经络的连接顺序为：肺→大肠→胃→脾→心→小肠→膀胱→肾→心包→三焦→胆→肝→肺。根据时空相配规律，地支与经脉相配，气血在十二经脉流注不休，一个时辰走一经，昼夜不停，如环无端。寅时（3点至5点）肺经旺，卯时（5点至7点）大肠经旺，辰时（7点到9点）则胃经旺，巳时（9点至11点）则脾经旺，午时（11点至13点）则心经旺，未时（13点到15点）则小肠经旺，申时（15点至17点）则膀胱经旺，酉时（17点至19点）则肾经旺，戌时（19点至21点）则心包经旺，亥时（21点到23点）则三焦经旺，子时（23点至1点）则胆经旺，丑时（1点至3点）则肝经旺，见图4-1。

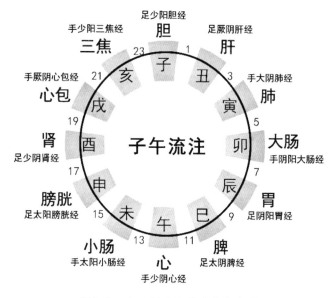

图4-1 十二经脉血气流注次序图

经脉流行不止，与天同度，与地同纪。中医学的宇宙观着重天、地、人合一。人体的健康，受节气变化、地理环境以及时间运转的影响。每日的十二个时辰（每两小时为一时辰）与人体的十二条经脉息息相关，如1点至3点（丑时）是肝经开穴运转排毒的时间，丑时肝经旺。凌晨3点至5点（寅时）是肺经开穴运行的时间。寅时肺经旺，寅时睡得熟，色红精气足。"肺朝百脉。"肝在丑时把血液推陈出新之后，将新鲜血液提供给肺，通过肺送往全身。所以，人在清晨面色红润，精力充沛。寅时，有肺病者反应最为强烈，如剧咳或哮喘而醒。虚证：皮肤免疫力下降，天寒手足冰冷、麻痹、咽喉干、咳嗽等。实证：呼吸不畅、咽喉异常、胸闷、气喘、扁桃炎、咳嗽、肩背酸痛、易患痔疮等。

精、气、血、津、液——人体基本物质与自然万物的同源、同构、同律

精、气、血、津、液在人体生命活动中占有极其重要的位置。《灵枢·本藏》说："人之血气精神者，所以奉生而周于性命者也。"中医学有关精、气、血、津、液的理论，早在《黄帝内经》中已有较全面、系统的论述。这一系统理论的形成和发展，不仅受到古代哲学思想中朴素唯物论的影响，而且与藏象学说的形成和发展有着更为密切的联系。

精、气、血、津、液是人体脏腑经络、形体官窍进行生理活动的物质基础，是构成人体和维持人体生命活动的基本物质。而这些物质的生成及其在体内的

代谢，又都依赖于脏腑、经络、形体、官窍的正常生理活动。

人生活于自然界，时刻与自然环境接触。古人在长期生活和医疗实践中，逐渐认识到人与外界自然环境有着不可分割的密切关系，从而确立了"天人相应"的整体观。中医学对人与自然关系的认识，主要反映为人与自然同源、同构、同律的关系。

一、自然万物与构成人体的基本物质同源

中国古代哲学思想认为宇宙自然万物皆来源于气，天地之间呈现万物各异、万象纷繁，也全都是气运动变化的结果。就人类生命的起源与根本来说，《素问·宝命全形论》曰："天覆地载，万物悉备，莫贵于人。人以天地之气生，四时之法成……夫人生于地，悬命于天，天地合气，命之曰人。"认为天地之气是人类生命的最初本源。而《灵枢·决气》云："人有精、气、津、液、血、脉，余意以为一气耳。"说明人虽然由精、气、津、液、血、脉等不同物质构成，但它们都是"气"的不同存在形态。

《素问·六节藏象论》云："天食人以五气，地

食人以五味。五气入鼻，藏于心肺，上使五色修明，音声能彰；五味入口，藏于肠胃，味有所藏，以养五气，气和而生，津液相成，神乃自生。"《素问·脏气法时论》云："五谷为养，五果为助，五畜为益，五菜为充。"人是自然的一部分，人要生存，离不开自然。天地是由气所构成，而人是在天地中诞生，由天地之气而生成的。这些思想都说明了人与自然同源之理。中医认为人与自然都是由气所组成，气是无形而客观存在的极细微物质。在《素问·天元纪大论》中，叙述生命产生时就引用了《太始天元册》："太虚寥廓，肇基化元，万物资始，五运终天，布气真灵……生生化化，品物咸章。"气是宇宙的本源，气是万物存在的根本，人是万物之一，当然也不例外。人体之气是维持人体生命活动的物质基础，气聚则生，气散则死。其在坚持唯物主义的同时，更加认识到人与自然的同源与统一性。

二、自然万物与构成人体的基本物质同构

　　《黄帝内经》认为人的身体结构体现了天地的结构。天圆地方，人头圆足方以应之；天有日月，人有

两目；地有九州，人有九窍；天有四时，人有四肢；天有五音，人有五藏；天有六律，人有六腑；天有阴阳，人有夫妻；地有高山，人有肩膝；地有深谷，人有腋腘。人与自然同构相依，中医从此出发，以自然为参照对人体进行相参相类比，并以五行对"象"进行系统的归纳演绎。提出"天人同构"，认为人是天地宇宙的缩影。

自然万物变化万千，正如人们常常看到天空时而碧空无云，时而白云朵朵，时而乌云密布，时而又会狂风暴雨，天气寒冷时还会雨雪交加，水气云雨是由于地面上的水气，如江河湖海的水面，以及土壤和动、植物的水分，蒸发到空中变成水汽，水汽进入大气后，或成云致雨，或凝聚为霜露，然后返回地面，渗入土壤或流入江河湖海。以后又再蒸发（升华），再凝结（凝华）下降。周而复始，循环不已。正如《素问·阴阳应象大论》说："清阳为天，浊阴为地；地气上为云，天气下为雨；雨出地气，云出天气。故清阳出上窍，浊阴出下窍。"地面的水汽蒸腾，化为云。云为天气，因为它是清轻的。当它里面的水汽越来越大，变得重浊时，就会化为雨落到地面上，这时就成为地气，如此循环往复。所以说，

"雨出地气，云出天气"。

人体也是与此相对应的。吃下去的食物经过胃肠的消化，一部分转化为水谷精微，这种精微之气叫作清阳。清阳以上升为顺，所以它可以濡养人的脏腑肌肉，包括面部孔窍。剩下的消化不了的食物残渣则成为糟粕，这就是浊阴，它是以下降为顺的，并通过前后二阴，以大便、小便的形式排出体外。人体清浊阴阳的升降出入运动，维持着人体的动态平衡。

《素问·阴阳应象大论》中为了探索人体物质代谢的规律，就拿天地间水、气、云、雨的升降转换作类比，建立了人体精与气血互相转化的假说。如以天气降而为雨，类比得出人体的"精"由"气"转化而成的假说，并由地气上升形成云的现象类比得出人体之精可以转化为气的假说。中医认识到人体是由气、血、津液等精微物质构成的，各物质之间存在相互联系、相互依赖的关系。

《灵枢·岁露》说："人与天地相参也，与日月相应也。"《素问·六节藏象论》说："天度者，所以制日月之行也，气数者，所以纪化生之用也。天为阳，地为阴；日为阳，月为阴；行有分纪，周有道理。日行一度，月行十三度而有奇焉。故大小月三百六十五日而成岁，积气余而盈闰矣……自古通天者，生之本，本于阴阳。其气九州九窍，皆通乎天气。"

这些思想都说明了人与自然同构之理。自然万物是构成宇宙世界的基本单位，气血津液构是构成人体的基本物质，并维持着人体的生命活动，精气互化，气血互生，精血同源，津血同源，气聚则生，气散则亡。

三、自然万物与构成人体的基本物质同律

人体是一个有机的整体，精气血津液神之间有着相互依存、相互制约的关系。从生命活动的大体上来看，精、气、血、津液均是人体内的基本精微物质，是产生一切机能和维持生命活动的物质基础，皆归属为"形"。而人体生命的主宰及总体现，包括了精神、意识、思维活动，概称为"神"。形与神二者之间相辅相成、相互依附而不可分割。无形则神无以附，无神则形无以活；形为神之宅，神为形之主。形神统一是生命存在的根本保证。《灵枢·本藏》说："人之血气精神者，所以奉生而周于性命者也。"

人体生命来自精，生命活动的维持依赖于气，生命活动的体现及主宰即是神。精、气、神三者为人身之"三宝"，可分而不可离。如《类证治裁·内景综要》说："一身所宝，惟精气神。神生于气，气生于精，精化气，气化神。故精者身之本，气者神之主，形者神之宅也。"

正由于人与自然同源，具有相同的阴阳五行结构，所以，人与自然万物之间也具有相同的阴阳消长及五行生克制化规律，自然界的阴阳消长及五行运转趋势必对人体的生理、病理造成影响。相对而言，气属于阳，血、津液属于阴，阴阳有对立制约、消长平衡、交感互藏、互根互用，阴阳自和，气血津液之间也存在同步的互动节律，即气为血之帅、血为气之母、气能生津、行津、摄津，以及津血同源。如"津血同源"，所谓"同源"，指的就是水谷精微，我们吃下去的食物，一部分化为血，一部分化为津液。《灵枢·决气》提出："营气者，泌其津液，注之于脉，化以为血。"津液又可以分为两部分，《灵枢·五癃津液别》指出："三焦出气，以温肌肉、充皮肤为津，其留而不行者为液。"其中津质地清稀，流动性较大，主要散布于体表、肌肉、孔窍等部位，并渗入血液，起滋润作用；液质地稠厚，流动性较小，主要灌注于关节、脏腑、脑、髓等组织器官，起濡养作用。《灵枢·痈疽》指出："中焦出气如雾，上注溪谷，而渗孙脉，津液和调，变化而赤为血。"津液经孙络渗入血脉，成为化生血液的基本成分之一。从现代医学讲，血液的主要成分就是血浆，血浆的主要成分是水。现在很多急症患者，为什么要输生理盐水，就是因为"水入于经，其血乃成"。

人体的疾病往往也会随昼夜阴阳消长而进退。气血津液之间也会表现出气虚而导致血虚、气虚水停等病理状态。在治疗时也要考虑自然界阴阳之消长及五行之运转，因时制宜。如中医有"用寒远寒""用热远热"理论，也有子午流注针法，还有冬病夏治、夏病冬治思想，这些都是自然界时间节律不同、治疗时间有异的应用，正所谓："圣人之治病也，必知天地阴阳，四时经纪。"（《素问·疏五过论》），这些均反映了人与自然同步、同节律的思想。

第五章

中医疾病观中的传统生态医学思想

中医学认为在正常情况下人体处于阴平阳秘的动态平衡，但是各种致病因素侵袭机体，导致机体的自我调节能力失常，不能抵御外来侵害，机体就会发生疾病。生病则是"起于过用""反常则灾害至"的不和谐状态[25]。

生态医学是以生态学观点为基础，研究生态环境变化对人体健康和疾病影响的学科，与医学、生态学、天文学、地理学和环境科学等学科有密切联系。人类的大多数疾病都是人体和环境相互作用的结果，不但物理损伤、化学物质中毒以及微生物和寄生虫造成的疾病是如此，就连某些遗传性疾病也已被证实与环境变化致基因突变有关。从生态医学来讲，中医外感病因既包括自然界气候变化，也包括自然界中各种生物、物理、化学等环境因素对人体的影响。

人类本身是大生态系统中很低的一个层次，是构成大生态系统的微小单元。影响人的健康因素，除了外部生存环境系统外，还有内部生态系统。人类之所以患病，应该说主要由生态系统内外失调继而失衡所致，特别是传染性疾病，因大生态系统失谐及微生态系统失调，使得各种致病微生物繁殖失控，这是其主要病因，所以称为生态病因。

生态病因学主张外环境中生态因子作用人体，引起人体内在环境失调紊乱，导致疾病发生。决定发病与否的核心是人体内环境是否协调稳定，外环境以生态因子的形式影响着人体而成为发病的条件。一言以蔽之，生态病因学认为：人体发病的本因是人体与生态环境的关系失和、调控失谐[24]。

第一节
外感病因——自然生态病因模式

　　伴随科学技术推动社会进步和生产力发展的，是人类生存环境的急剧恶化、疾病的不可预见性和难治性越来越严重，这些都表明地球生态严重失衡，人类与自然和谐共处的生态系统严重紊乱，人类的健康生存日益受到严重威胁。《黄帝内经》生态医学思想的核心理念是人与内外环境的统一性。现代社会人类仍然需要追求和努力实现其与生存环境的和谐适应与良性互动。这是人的健康与人类永久生存发展的根本所在[25]。

一、外感病因致病的本质是人与自然之间的生态失衡

人自身是一个有机的整体，并与天地相参，与日月相应。正常情况下，人体与自然之间保持动态平衡，即生理状态，而人与环境之间不和谐的失衡状态即为疾病状态。在现代医学，自从发现细菌和病毒以来，以细菌和病毒作为传染性疾病病因的研究快速发展。人们对细菌和病毒致病性的认识从整体结构到分子水平日益深化。与此同时，疫苗、抗菌素和抗病毒药物不断地被研制出来，成为人类预防和治疗传染性疾病的有效手段。但是，在战胜各种传染性疾病的过程中，我们也遇到了巨大的挑战：抗菌素的使用使耐药菌株快速生长；病毒基因与宿主细胞基因的整合使得我们至今仍找不到特效的抗病毒药物；病毒基因在抗病毒药物作用选择下的快速方向性积累使变异病毒更难对付。生态环境的破坏导致了大量新生细菌和病毒大规模突破脆弱的物种屏障等。为此，我们需要对仅把细菌和病毒作为传染性疾病的病因和只针对细菌和病毒采取攻击措施的治疗方法做出新思考。结合中医学的外感病因的致病特点，根据细菌和病毒的生物

学特性，我们认为，细菌和病毒作为自然界的一个生物种群，与自然和人体建构着一个从整体生态到分子生态的生态系统，其对人体的致病性，并不仅仅只取决于细菌或病毒本身，而是由这一生态系统的相互作用状态决定的。基于这种相互作用来认识细菌和病毒的致病性，就是我们从中医学的外感病因出发提出的生态病因学。

《灵枢·顺气一日分为四时》说："百病之所生者，必起于燥、湿、寒、暑、风、雨，阴阳喜怒，饮食居处。"《素问·金匮真言论》说："长夏善病洞泄寒中，秋善病风疟。"临床实践也充分证明，春天多温病，夏天多痢疾、泄泻，秋天多疟疾，冬天多咳嗽、哮喘、痰饮等病。总之，这些仅是《黄帝内经》的部分生态内容，中国传统生态医学在认识健康与疾病时，不仅着眼于个体，更着眼于人与自然环境之间的相互关系，注意到环境在健康与疾病中的作用，具有丰富的生态思想[26]。

二、外感病因包括六淫和戾气

中国传统生态医学认为，自然界的气候变化主要包括风、寒、暑、湿、燥、火，称之为六气，如《素问·六元正纪大论》："六化六变，胜复淫治，甘苦辛咸酸淡先后，余知之矣。"六种不同的气候变化，是万物生、长、化、收、藏和人类赖以生存的必要条件。一旦六气太过、不及或非其时而有其气，超过了人体对自然界气候的调节适应能力而成为致病的邪气，称之为"六淫"。六淫和戾气都属于自然界气候范畴，是人与之共存的大生态环境的重要内容。六淫是风、寒、暑、湿、燥、火六种气候太过或不及所造成的，戾气虽"非风、非寒、非暑、非湿。乃天地间别有一种异气所感"，但实为六淫之极。"六淫"乃"六气"之变，"戾气"乃"六淫"之极，三者反映着自然界的常与变。从《黄帝内经》生态医学看，"六淫""戾气"的致病特点主要是生态的失衡，人与自然，天、地、人之间平衡状态的破坏，是人与自然相互关系的不和谐。

三、六淫和戾气导致生态失衡的表现——"天人失宜"和"天地失宜"

气候因素在生态系统中属于生态因子，作为生态因子，在生态系统中有着重要作用。生态环境中有大环境下的大气候，如大气环流、地理纬度、大面积地形等。还有小气候，是生物所处的局域地区的气候。大气候和小气候的特点体现了明显的时间和空间的差别，正如中医外感病因的特点具有明显的季节性和地域性。而季节性的气候特点主要体现在时间上的气候差异，从时间上来说，不管是不同的季节或是一天内不同的时辰，都和一定的时间内的气候特点对应。不同时间以及不同地域的气候变化常导致局地气候和天气的剧烈变化，对人类健康产生广泛的影响。

1. 时间生态因素对人体的影响

中医的时间医学思想往往以节气时令的物候观念体现，《黄帝内经》详尽讲到了时间物候与人体生理病理以及临床康复的关系。《素问·宝命全形论》认为："人以天地之气生，四时之法成。"天地有寒、热、温、凉的四时气候，自然万物有春生、夏长、秋收、冬藏的变化，相应的人体生命也有生、长、壮、老、已的演变。《素问·四气调神大论》说："阴阳四时者，万物之始终也，死生之本也，逆之则灾害生，从之则苛疾不起。"强调人要保持健康，必须顺应自然四时变化。而气候风、寒、暑、湿、燥、火，包括温度、湿度、气压以及光照、辐射、空气成分等物理、化学和生物条件的有序涨落[27]。人类在漫长的进化过程中必须适应这种周期变化，因而成为人类生存条件之一，是人类自然生态环境的重要方面。正常的气象条件与气候变化，即所谓的风调雨顺，是健康的基本保障；如果气候变化过于剧烈、气象条件恶劣，成为六淫乃至疫邪，《黄帝内经》称为虚邪贼风，就会致病。故《灵枢·百病始生》曰："其中于虚邪也，因于天时，与其身形（正气不足），参以虚实，大病乃成。"虽然，人类的生理状态在长期的进化过程中形成了一定的自稳定性，但是，如果气候急剧反常的变化超出了人类的承受能力，就会导致疾病的发生：春时应暖而复大寒，夏时应大热而复大温，秋时应凉而反大热，冬时应寒而反大温。此非其时而有其气，是以一岁之中，长幼之病多相似者，此则时行之气也。

从四时气候而言，医学科学研究不仅已经证实了风湿性关节病与天气有关，而且还发现每到秋冬时节高血压、冠心病的发病率骤增；哮喘病多发生在阴冷干燥的寒冬季节；偏头痛大多出现在湿度偏高、气压陡降、风力较大之时。这说明不同的季节表现出不同的气候差异，容易导致特定疾病的发生。《周礼·天官》记载："四时皆有疠疾：春时有痟首疾，夏时有痒疥疾，秋时有疟寒疾，冬时有咳嗽上气疾。"《素问·生气通天论》记载："春伤于风，邪气留连，乃为洞泄。夏伤于暑，秋为痎疟，秋伤于湿，上逆为咳，发为痿厥。冬伤于寒，春必温病。四时之气，更伤五藏。"自然气候的急剧变化是导致疾病发生的重要原因。《左传·昭公元年》记载，春秋时期秦国著名医生医和为晋侯治病时提出：阴、阳、风、雨、晦、明等六种天气现象的太过会导致人体发生疾病：阴淫寒疾、阳淫热疾、风淫末疾、雨淫腹疾、晦淫惑疾、明淫心疾。中医所说的外感病，春有风温、春温，夏有暑温、暑湿，秋有秋燥，冬有伤寒，四季有应时感冒，便与季节有密切关系，即使非单纯六淫之邪引起的温疫病，也与气候因素有关。其中涉及众多生物学环节，如多种致病的病原体，其产生、繁殖、传播以及必要的中间宿主的作用，也都与季节有关。

就昼夜气候而言，在昼夜黄昏的阴阳变化过程中，虽在幅度上不像四季气候变化那样明显，但人体也必须与之相适应。如《素问·生气通天论》中说："故阳气者，一日而主外，平旦人气生，日中而阳气隆，日西而阳气已虚，气门乃闭。"《灵枢·顺气一日分四时》记载："以一日分为四时，朝则为春，日中为夏，日入为秋，夜半为冬。"人体的阳气这种昼夜的变化，反映了人体生理活动能动地适应自然变化。一日之内的阴阳昼夜消长变化，对疾病的发生和转变有重要的影响。张仲景在《伤寒杂病论》中指出："太阳病欲解时，从巳至未上。""阳明病欲解时，从申至戌上。""少阳病欲解时，从寅至辰上。"东汉末年华佗在《中藏经》中也指出："阳病则旦静，阴病则夜宁，阴阳运动得时而宁，阳虚则暮乱，阴虚则朝争，朝暮交错，其气厥横。"

中医学强调"天人合一"，注重气候变化对人体的影响，强调在疾病过程中气候因素、时间周期与人体生理病理关系密切，生命是自然赐予的，自然界为生命活动提供了合适的条件，人体要保持健康，必须顺应自然变化规律，以维持人和自然的生态平衡。

2. 空间生态因素对人体的影响

中国古代的地理区划有五方和九州二说，都对我国西北高、东南低的典型地理环境进行了分析。如《素问·异法方宜论》论述五方地理与气候、水土、物产各有特点，"东方之域，天地之所始，鱼盐之地，海滨傍水；西方者，金石之域，沙石之处也，天地之所收引也，其民陵居而多风，水土刚强；北方者，天地闭藏之域也，其地高陵居，风寒冰冽；南方者，天地所长养，阳之所盛处也，其地下，水土弱，雾露之所聚也；中央者，其地平以湿，天地所以生万物也众。"这大致符合我国东南纬度低、气候温暖多湿，西北纬度高、气候寒冷干燥的地理气候特点。地理环境不同，物产不同，人们的生活习惯不同，从而形成了不同的体质与生理特点，因而好发疾病不同，发病特点也不同，并提出，"东方之域，……其病皆为痈疡；西方者，……其病生于内；北方者，……藏寒生满病；南方者，……其病挛痹；中央者，故其病多痿厥寒热。"又如，《素问·五常政大论》曰："天不足西北，左寒而右凉，地不满东南，右热而左温，东南方，阳也，阳者其精降于下，故右热而左温。西北方，阴也，阴者其精奉于上，故左寒而右凉。故于治疗西北之气散而寒之，东南之气收而温之。西北寒冷，腠理常闭，内气不得泄，又多食牛羊之肉，故其体外寒内热；东南温热，腠理常开，内气常泄，故其体外热内虚。故同感外邪，西北之人宜散而寒之，东南之人宜收而温之。"

此外，《黄帝内经》还认识到同经纬度垂直高度之差、阴阳盛衰之异、生化先后不同，对于寿命影响有别。由于古代社会、经济、交通欠发达，人们交往较少，形成封闭的生态环境，造成体质差异，因而有地区多发病，乃至特有的地方病。人与天地相应（《灵枢·岁露》），天地以时空内涵与人和万物构成生态系统。在这个生态系统中，天地给予人和万物以生存、繁衍条件，人和万物顺应天地变化规律而生息，反过来又对天地产生一定影响；人与万物相互依存，万物以无机、有机、生物为人类所用，诸凡饮食、药物等何不取自于万物，而人类也要为自己破坏性掠夺万物付出惨痛代价。

第二节
内伤七情——社会心理生态病因模式

社会心理因素对健康影响的研究始于20世纪20年代前后的"心身医学"，它是研究心理因素及社会因素对健康和疾病的影响，以及它们之间相互联系的科学。社会心理因素是社会环境中普遍存在的、能导致人的心理应激，从而影响健康的各种社会因素。外在的社会因素与内在的心理活动密不可分，所以人的身体存活于生命世界之中，亦栖居在以个体的心理活动及其所依赖的社会氛围之中，或者说，人的身体是物质与精神两大系统的交汇之地，体现了中国传统哲学"形神一体观"的思想。《黄帝内经》从医学的角度提出"心者，君主之官也，神明出焉"（《素问·灵兰秘典论》），认为"心伤则神去，神去则死矣"（《灵枢·邪客》），"故能形与神具，而尽终天年"（《素问·上古天真论》）。中医学认为有形体才有生命，有生命才能产生精神活动和具有生理功能。这种"形与神"两者相互依附而不可分割的关系，称之为"形与神俱"。形乃神之宅，神乃形之主。"神"作为精神意识活动，是人类在共同的物质生产活动基础上建立的相互联系的社会生活的纽带，是人类健康生存的条件之一。无形则神无以附，无神则形不可活，两者相辅相成，不可分离。

就心理因素与社会因素关系而言，理解这两者的相互影响，也应该持有生态的观点，应把心理这个"内在生态系统"看成是与社会这个"外在生态系统"互动的产物。中医学提出内伤七情，认为喜、怒、忧、思、悲、恐、惊等情志活动，是人体的生理和心理活动对外界环境刺激的不同反应，属人人皆有的情绪体验，但如果这些情绪变化过于强烈或持久，或人体正气虚弱，对情志刺激的适应调节能力低下，这些情绪改变就会损伤机体脏腑精气，使功能失调，而导致疾病发生。而情志活动的产生深受外界环境尤其是社会环境的影响。

一、心理因素是致病的内在因素

《素问·阴阳应象大论》言："人有五脏化生五气，以生喜怒悲忧恐。"所谓"喜、怒、忧、思、悲、恐、惊"之"七情"，是人外界客观事物的反应，属正常的精神活动。调和顺畅的"七情"是人体各脏腑功能活动正常的保障，即"阴平阳秘，精神乃治"。但"七情"太过则会产生所谓"悲哀忧愁则心动，心动则五脏六腑皆摇"的脏腑病变，正如《灵枢·寿夭刚柔》言："忧恐忿怒伤气，气伤脏，乃病脏。"气血逆乱必伤形，神衰导致形伤。如《灵枢·本神》曰："心，怵惕思虑则伤神，神伤则恐惧自失。脾愁忧而不解则伤意，意伤则悗乱。肝，悲哀动中则伤魂，魂伤则狂忘不精。肺，喜乐无极则伤魄，魄伤则狂。肾，盛怒而不止则伤志，志伤则喜忘其前言。"说明过度悲哀、喜乐、暴怒等情绪会伤及五脏及其所藏魂魄等，影响认知、思维、行为，甚至引发躯体症状。

心理学认为，潜意识心理冲突是通过自主神经系统功能活动的变化，作用在相应的特殊器官和具有易患素质的患者而致病的。例如，哮喘的喘息发作和咳嗽症状被认为是"被压抑的哭喊"，目的在于得到他人的帮助；生活环境中对爱情的强烈而矛盾的渴望，可伴随胃的过度活动，具易患素质者就可能引起胃溃疡。因而对心身疾病的治疗，即是查明并解决所谓致病的情绪因素和心理矛盾。所以哮喘、胃溃疡、高血压、性功能障碍，甚至小儿厌食、遗尿等身心疾病多与心理因素有关。而中医认为情志内伤，最易损伤心、肝、脾三脏：过于惊喜易伤心，可致心神不宁，出现心悸、失眠、健忘，甚则精神失常等症；郁怒太过则伤肝，肝气郁结，两胁胀痛、胸闷太息、咽中如有物梗阻、月经延后等症，甚则痛经、闭经、癥瘕；忧思不解易伤脾，脾失健运，可见食欲不振、脘腹胀满、大便溏泄等症。同时《素问·举痛论》言："怒则气上，喜则气缓，悲则气消，恐则气下，寒则气收，惊则气乱，思则气结。"临床见于：急躁易怒，易患高血压；孤独和压抑易患癌症；过度紧张、焦虑，易患溃疡病；等等。

二、社会因素是影响人体身心健康的外在条件

社会因素是影响心理活动及行为的基本因素，尤其是社会文化、社会关系、社会工作及生活环境等。社会因素作为应激源，可引起人的心理活动变化及行为的改变。社会心理因素对健康的影响主要通过人们日常生活中经常遇到的生活事件对人体产生应激，如果应激状态强烈而持久，超过机体的调节能力，就会影响人体健康，甚至导致精神和躯体疾病。

另外，社会性也是人类重要的心理特征，人不能脱离社会群体独立存在，人际关系是客观和谐的社会适应性标志，社会信息和来自社会的应激也会对人的情绪变化产生很大的影响。在社会中得到他人精神上的支持与认可，可以增强心理防卫功能，消除或减轻应激所带来的精神紧张感。《素问·疏五过论》说："治病也，必知天地阴阳，四时经纪，五脏六腑，雌雄表里，刺灸砭石，毒药所主；从容人事，以明经

道；贵贱贫富，各异品理；问年少长，勇怯之理；审于分部，治病本始，八正九候，诊必副矣。"提出在诊断中除了充分考虑自然环境因素的影响之外，还要时刻注意社会因素对疾病的影响，了解病人贵贱、贫富、苦乐的情况，做到"诊有三常"。

人生活在大的社会环境中，每个人都不可避免地碰到各种生活境遇和生活事件，不可选择地受到各种社会心理因素的影响，可是并不是每个人都会因此而患心身疾病，相反，大多数人心身是健康的。不同个体抵抗社会心理致病因素的能力具有很大的差异，这种差异可以从两方面来概括：第一，作为生物体的人，不同个体其遗传基因、生物学基础、生长、发育、营养、体质状况、躯体各系统各器官功能状态等生物性条件不同。第二，作为社会化的人，其生活背景、文化教育、思想方法、道德观念、个性修养、人格特征、心理素质等社会化条件不同。社会心理因素容易在上述条件较差的个体身上起致病作用。个体一旦存在，其遗传基因、生物学基础等先天条件不可选择，而其他很多后天条件是可以改变或选择的，这种创造良好后天条件的过程，就是人们抵抗心身疾病、获得心身健康的过程。

　　《素问·上古天真论》指出"恬淡虚无，真气从之，精神内守，病安从来"，说明保持思想上的清静对身心健康的重要性；"适嗜欲于世俗之间，无患慎之心，行不欲离于世，被服章，举不欲观于俗，外不劳形于事，内无思想之患，以恬愉为务，以自得为功，形体不敝，精神不散"（《素问·上古天真论》）是说人只有与社会保持协调的关系，才能达到健康长寿的目的。实际上强调了健康就是要保持人与社会的协调，才能够适应社会的发展，并从中获得有益于心理、生理的乐趣。否则，"暴乐暴苦，始乐后苦，皆伤精气，精气竭绝，形体毁沮。"（《素问·疏五过论》）。

　　总之，中医学以"天人相应"为指导，以辩证法思想为基础，以长期对人的生活和临床观察获得的客观事实为依据，看到了完整的人，认识到人是自然属性、社会属性、精神属性的高度统一体。它直接关注人与自然、人与社会、人与心灵的和谐，主张把生命还原到自然、社会、心理的多元关系中加以观察认识，从人的生存状况出发考察健康与疾病，认识到生命康宁存在于心与身的和谐安宁，人与自然、人与社会的和谐之中。这是中国传统生态医学思想的整体体现，这与当代生态哲学价值取向是高度契合的，从这个意义上说，中医本质上是生态医学名副其实。

饮食劳逸——生活方式生态病因模式

一、饮食失宜对人体健康的影响

饮食生态观强调谨慎选择食物，追求安全、健康并兼顾环境，也就是保护生态从你我每日饮食就可以做到。但随着现代饮食多样化、精致化，各国的美食都可以在任何城市出现。我国传统饮食理念中蕴含的生态观一直到今天仍对我们的饮食文化具有重要的影响，注重饮食品种来源的自然性、饮食内容须随季节变化而调整、饮食安排应与人体需要相平衡等，应该说这一观念对保障人类健康起到了一定的推动作用。中医生态病因学认为饮食是人类赖以生存和维持健康的基本条件，是人体后天生命活动所需精微物质的重要来源，传统生态医学认为饮食要有一定的节制，一旦饮食失宜，则可成为病因而影响人体的生理功能，导致脏腑机能失调或正气损伤而发生疾病。宋代严用和的《济生方》说："善摄生者，谨于和调，使一饮一食，人于胃中，随消随化，则无留滞为患。"《金匮要略》说："凡饮食滋味以养于生，食之有妨，反能有害……若得宜则益体，害则成疾，以此致危。"

饮食失宜，不管是有失常度，如饥饱失常、饮食偏嗜等，还是所食之物不洁或不当，都违背了生态饮食的观念。由于饮食物主要依赖脾胃的纳运作用进行消化吸收，不管是饮食不洁、饮食不节还是饮食的偏嗜，都会损伤脾胃，因而称"饮食内伤"。但在病理过程中，还可导致食积、聚湿、化热、生痰、气血不足等病变。因此，饮食失宜是内伤病的主要致病因素之一。

1. 饮食不洁

饮食不洁作为致病因素，是指进食不洁净的食物而导致疾病的发生。多是由于缺乏良好的卫生习惯，进食陈腐变质，或被疫毒、寄生虫等污染的食物所造成的。饮食不洁而致的病变以胃肠病为主。如进食腐败变质食物，则胃肠功能紊乱，出现脘腹疼痛、恶心呕吐、肠鸣腹泻或痢疾等。若进食被寄生虫污染的食物，则可导致各种寄生虫病，如蛔虫病、蛲虫病等，常表现有腹痛时作、嗜食异物、面黄肌瘦等。若进食被疫毒污染的食物，可发生某些传染性疾病。如果进食或误食被毒物污染或有毒性的食物，则会发生食物中毒，轻则脘腹疼痛，呕吐腹泻；重则毒气攻心，神志昏迷，甚至导致死亡。《金匮要略·禽兽鱼虫禁忌并治》说："秽饭、馁肉、臭鱼食之皆伤人……六畜自死，皆疫死，则有毒，不可食之。"

2. 饮食不节

良好的饮食行为，应以适度为宜。如过饥过饱，或饥饱无常，均可影响健康，导致疾病发生。古人认为人们之所以不如上古之人长寿，即"上古之人，春秋皆度百岁，而动作不衰；今时之人，年半百而动作皆衰"，就是由于违背了饮食规律以及人与食物之间的生态平衡，不能节制自己的饮食欲望。如果"法于阴阳，和于术数，食饮有节，起居有常，不妄作劳，故能形与神俱，而尽终其天年，度百岁乃去"，否则就会"伤在五味"。李东垣的《脾胃论》称："饮食自倍，则脾胃之气既伤，而元气亦不能充，而诸疾之由生。"孙中山先生一生博览群书、游历各国，是一个学贯中西的大学者，先生曾说："人间之疾病，多半从饮食不节而来。"认为饮食是养生最重要的一环，他指出："人之禀赋各有不同，故饮食之病亦各异其术。不能一概而论。"然而，"通常饮食养生之大要，则不外乎有节而已，不为过量之食即为养生第一要诀也。"饮食不足会使人"立形消瘦"，自然损伤身体；而饮食过量则又使"脏腑有过劳之患"，同样损害身体。重要的是所需之量，与身体大小有一定之比例。暴饮暴食与摄入不足同样有害。

人在整个生态系统和丰富的生物世界中，对物质的支配和使用来源于自己的探索和智慧，所以在选择为自身生存和发展的饮食内容时，更需要通过理性的分析与思考来安排饮食结构，并根据自身的生理特点调配饮食数量，使之符合生态系统规律的要求。

3. 饮食偏嗜

饮食偏嗜作为致病因素，是指特别喜好某种性味的食物或专食某些食物而导致疾病的发生。如饮食偏寒偏热，或饮食五味有所偏嗜，或嗜酒成癖等，久之可导致人体阴阳失调，或导致某些营养物质缺乏而引起疾病发生。

一般而言，良好的饮食习惯要求寒温适中。《灵枢·师传》说："食饮者，热无灼灼，寒无沧沧。寒温中适，故气将持，乃不致邪僻也。"若过分偏嗜寒热饮食，可导致人体阴阳失调而发生某些病变。如偏食生冷寒凉之品，久则易于耗伤脾胃阳气，导致寒湿内生；若偏嗜辛温燥热饮食，又可使肠胃积热，或酿成痔疮等；若嗜酒成癖，久易聚湿、生痰、化热而致病，甚至变生癥积。

《素问·至真要大论》说："夫五味入胃，各归所喜，故酸先入肝，苦先入心，甘先入脾，辛先入肺，咸先入肾。"如果长期嗜好某种性味的食物，就会导致该脏的脏气偏盛，功能活动失调而发生多种病变。《素问·五藏生成》说："多食咸，则脉凝泣而变色；多食苦，则皮槁而毛拔；多食辛，则筋急而爪枯；多食酸，则肉胝皱而唇揭；多食甘，则骨痛而发落。"

若专食某种或某类食品，或厌恶某类食物而不食，或膳食中缺乏某些食物等，久之也可成为某些疾病发生的原因。如瘿瘤（碘缺乏）、佝偻（钙、磷代谢障碍）、夜盲（维生素A缺乏）等。如过食肥甘厚味，可聚湿生痰、化热，易致肥胖、眩晕、中风、胸痹、消渴等病变，若因偏食而致某些营养物质缺乏，也可发生多种病变。

另外，中国传统生态医学基于"天人相应"理论提出治疗疾病应"用寒远寒，用热远热"，在饮食上亦是如此，必须随时令变化安排饮食结构，所谓"冬易食牛羊，移之于夏，非其时也。夏易食干腊，移之于冬，非其时也。"

二、劳逸失宜对人体健康的影响

劳动与休息的合理调节，也是保证人体健康的必要条件。如果劳逸失度，或长时间过于劳累，或过于安逸静养，都不利于健康，可导致脏腑经络及精气血津液神的失常而引起疾病发生。因此，劳逸失度也是内伤病的主要致病因素之一。

劳力太过不仅耗损正气，损伤内脏的精气，导致脏气虚少，功能减退。过度劳力还可导致形体损伤，即劳伤筋骨。如《素问·宣明五气》说："久立伤骨，久行伤筋。"劳神过度则易耗伤心血，损伤脾气，以致心神失养，神志不宁而心悸、健忘、失眠、多梦和脾失健运而纳少、腹胀、便溏、消瘦等。房劳过度，易耗伤肾精、肾气。常见如腰膝酸软、眩晕耳鸣、精神萎靡、性机能减退等。《素问·生气通天论》说："因而强力，肾气乃伤，高骨乃坏。"

过逸，即过度安逸。包括体力过逸和脑力过逸等。人体每天需要适当地活动，气血才能流畅，阳气才得以振奋。若较长时间少动安闲，或者卧床过久，或者长期用脑过少等，可使人体脏腑经络及精气血神失调而导致病理变化。

　　过度安逸致病，其特点主要表现在三个方面：一是安逸少动，气机不畅。如果长期运动减少，则人体气机失于畅达，可以导致脾胃等脏腑的功能活动呆滞不振，出现食少、胸闷、腹胀、肢困、肌肉软弱或发胖臃肿等。久则进一步影响血液运行和津液代谢，形成气滞血瘀、水湿痰饮内生等病变。二是阳气不振，正气虚弱。过度安逸，或长期卧床，阳气失于振奋，以致脏腑组织功能减退，体质虚弱，正气不足，抵抗力下降等。故过逸致病，常见动则心悸、气喘汗出等，或抗邪无力，易感外邪致病。如《素问·宣明五气》说："久卧伤气，久坐伤肉。"三是长期用脑过少，加之阳气不振，可致神气衰弱，常见精神萎靡、健忘、反应迟钝等。

第四节
发病原理——正邪相争的生态医学模式

　　一般说，疾病的发生关系到人和自然两方面，《黄帝内经》把导致人体适应自然变化能力的下降并导致人发病的外在因素称为"邪气"，把人体的调节机能和抗病能力称为"正气"。疾病的过程，从邪正关系来说，是正邪斗争的过程。《素问·评热病论》将疾病发生与否，归结于邪正双方势力的消长。如果正气充沛，能抗御邪气，就不会生病。反之，邪气过盛，正不胜邪，就会发生疾病。即所谓"正胜邪退不发病，邪胜正负则发病"。而在人体生态平衡中，人与内外环境要保持平衡协调，而邪正斗争的过程就如同生态系统中的生物和环境之间、生物各个种群之间，能量流动、物质循环和信息传递的过程，一旦邪气战胜了正气，这种物质之间、物质与环境之间的相互关系遭到破坏，就会导致人体疾病的发生，这就是生态失衡。

一、正气不足是发病的内在依据

　　中医发病学说很重视人体的正气，认为正气的强弱对于疾病的发生、发展及其转归起着主导作用。正气是决定发病的关键因素。邪气之所以能够侵袭人体而致病，必然是因正气虚弱，故说"邪之所凑，其气必虚"。生态系统的自我调节能力是可以理解为生态系统对外界影响，或对自身内部变化的调节，维护自身平衡的能力，在面临外界因素破坏时，自身的物质循环和能量流动的结构即遭破坏，失去原有平衡。在中医理论中，人体正气具有对外界环境的适应能力、抗御能力，一旦正气不足不能适应外界环境，就会导致人与外界环境的平衡状态被打破，继发疾病。《素问·刺法论》中说："正气存内，邪不可干。"也就是说，正气旺盛，邪气不易入侵，若正气衰弱，机体抗病防御能力低下，则外邪侵袭，机体无力驱邪外出而发病，正如《素问·评热病论》所说："邪之所凑，其气必虚。"

二、邪气是发病的重要条件

中医发病学中，虽强调正气的强弱在发病中的主导地位，但并不排除邪气的重要作用。邪气作为发病的重要因素，与发病关系至为密切。疾病是邪气作用于人体而引起邪正相搏的结果，没有邪气的侵袭，机体一般不会发病。不同的邪气作用于人体，表现出不同的发病特点、证候类型。如六淫邪气致病，发病急，病程较短，初起多有卫表证候，证属风、寒、暑、湿、燥、火。六淫作为外感病因导致人发病，是因为自然界气候变化与人体健康状况密切相关，甚至可以说，人类的健康状况是自然界变化的直接体现。四时气候变化，是生物生、长、化、收、藏的重要条件之一，正常情况下气候变化并不导致人体生病，但当气候变化急剧，超过人体调节机能的一定限度，或者由于人体的调节机能失常，不能对外界变化做出适应性的调节时，就会发生疾病。因此《灵枢·百病始生》言："百病之始生也，皆生于风寒湿暑，清湿喜怒。喜怒不节则伤藏，风雨则伤上，清湿则伤下。三部之气，所伤异类。"另外，邪气可因其作用部位、邪气的轻重以及邪气性质的不同，而影响到疾病的不同表现。如《金匮要略》提到中风病人时说："邪在于络，肌肤不仁；邪在于经，即重不胜；邪入于腑，即不识人；邪在于脏，舌即难言，口吐涎。"便是因受邪的轻重不同而导致同一疾病的不同表现。

三、邪正相搏的胜负，决定发病与否

邪正相搏是指正气与邪气的交争过程。病邪侵入机体，正气奋起抗邪，而形成正邪相争。若正气充足，驱邪外出，正胜邪却，机体不受邪气的侵害，不出现临床症状和体征，即不发病。若邪胜正负，邪气作用于机体，从而破坏了人体阴阳的相对平衡，必然引起人体生命活动的基本物质精、气、血、津、液的病变，从而产生全身或局部的多种多样的病理变化。所以说，疾病的过程就是机体内外环境生态失衡的过程，我们对疾病的认识，不仅着眼于个体，更着眼于人与自然环境之间的相互关系，注意到环境在健康与疾病中的作用，具有丰富的生态医学思想。

第六章

中医防治观中的传统生态医学思想

辨证求因——注重"天人相应"

辨证求因就是在中医基础理论的指导下，以临床表现为依据，推求疾病的病因、病机，为治疗提供依据。强调认识疾病必求于本的诊疗思想。《黄帝内经》特别强调"病有标本，……知标本者，万举万当。不知标本，是谓妄行"。（《素问·标本病传》）。何谓标本？"病为本，工为标，标本不得，邪气不服。"（《素问·汤液醪醴论》），所谓辨证求因的"因"，除了六淫、七情、饮食劳倦等通常的致病原因外，还包括疾病过程中产生的某些症结，即问题的关键，也就是疾病的本质。

一、致病因素有内外之分，与自然社会密切相关

《黄帝内经》对疾病的认识并不是仅仅局限于人体自身，而是从自然社会与人的关系出发。因此，在辨证过程中，特别强调自然环境和社会因素对人体的影响。《素问·疏五过论》说："治病也，必知天地阴阳，四时经纪，五脏六腑，雌雄表里，刺灸砭石，

毒药所主；从容人事，以明经道；贵贱贫富，各异品理；问年少长，勇怯之理；审于分部，知病本始，八正九候，诊必副矣。" 提出在诊断中除了充分考虑自然环境因素的影响之外，还要时刻注意社会因素对疾病的影响，了解病人贵贱、贫富、苦乐的情况，做到"诊有三常"。此外，还要掌握社会文化、风俗习惯，能"入国问俗，入家问讳，上堂问礼，临病人问所便"（《灵枢·师传篇》），这样才能比较全面准确地诊断疾病。

二、诊察疾病要兼顾内外，依从"天人相应"思想

在中医辨证论治中，治法方药的选择要根据病因情况来考虑。因为中医的病因往往与病机相连，而治疗时又大多从病机来选择或确定方药。因此，要提高诊断、治疗效率，就需要研究和分析致病因素，以及病因在发病和治疗中的作用。因此，辨证求因在诊察疾病中具有重要的意义。

中医诊察疾病强调"谨候气宜，无失病机"，体现了"天人相应"的思想。"天人相应"的观点，

把人与自然作为一个统一的整体来考察，它贯穿于中医学的生理，病理，疾病的诊断、治疗、预防等各个方面，成为中医学理论的一大特色。在诊察疾病中，譬如望诊，重点是望神色，而望神色必须结合内外（机体和自然界）来判断。《史记·扁鹊仓公列传》曾载淳于意望色察病决预后的佳话：齐丞相舍人奴从朝入宫，淳于意望其色，有病气，告之曰此伤脾气，当至春隔塞不通，不能食饮，法至夏泄而死。后至春果病，至四月泄血死。原来淳于意掌握了病人面色"杀然黄"（黄兼青黑之色）为脾土衰败之象，至春则土不胜木，故死。清代医家张石顽认为切脉还必须结合地理环境来分析，"江南人之气薄，所以脉多不实；西北人习惯风寒，内外坚固，所以脉多沉实；滇粤人表里疏豁，所以脉多微数，按之少实"。在剖析病机时亦须注意机体与自然界的关系。同是感冒，春天风木当令，感冒常以风为主因；夏天多暑热，感冒每必挟暑湿；秋天燥金司令，感冒多燥气偏胜；冬天多寒，感冒常以寒邪为主，这是四季感冒的病机特点。在疾病过程中，昼夜阴阳消长的变化亦可影响到疾病的转归。《黄帝内经》有"旦慧""昼安""夕加""夜甚"的记载；临床上发热患者的体温往往下午开始增高，晚上常达最甚，下半夜至清晨体温渐趋下降。因此，我们在判断发热患者的病势以及治疗效果时，不能排除自然因素，否则就有贻误病机的可能。

预防原则——治未病

预防原则是预防疾病发生和治疗疾病以阻断其发展并使之好转或痊愈所遵循的基本原则，是在中医整体观念和辨证论治指导下制定的理论原则，反映中医预防和治疗的规律和特色，即《黄帝内经》提出的"治未病"的防治思想，是构成中医生态医学思想的重要内容。

《素问·四气调神大论》云："是故圣人不治已病治未病，不治已乱治未乱，此之谓也。夫病已成而后药之，乱已成而后治之，譬犹渴而穿井，斗而铸锥，不亦晚乎。"强调了"治未病"的重要性。"治未病"包含两个方面，一是未病先防，一是已病防变。它对养生保健、防病治病有着重要的指导作用，数千年来一直有效地指导着中医学的防治实践。

中国传统生态医学

201

一、中医"治未病"思想与现代生态医学的发展方向一致

中医学认为，保持机体内的气血调和、阴阳平衡是人体健康的关键。两千多年前，我国最早的医学经典《黄帝内经》中就明确记载"阴平阳秘，精神乃治""正气存内，邪不可干"。现代生态医学从生态学的观点出发，研究人的健康和疾病，充分利用有益因素，控制和消除有害因素，有病治疗，未病防病，无病保健，延年益寿。两者理论，不谋而合。

21世纪的医学模式从单纯的生物医学模式转变为环境—社会—心理—生物医学模式，即生态医学模式。它把影响人健康的环境、社会、心理等因素均纳入其范畴，全方位、多视角、立体化地进行医学研究。在生态医学模式下，医学发展也从以疾病为主导走向以健康为主导。从单纯重视生命后期到全面重视生命全过程，尤其重视生命前期，以至于个体发生之前。从单纯重视疾病后期到重视疾病的全过程，重预防、治未病，尽可能地将慢性非传染性疾病控制在发生之前、传染病控制在感染前、遗传病控制在受孕

前。疾病发生后，重视早期诊断、早期治疗。而中医"治未病"思想中的预防原则包括未病先防、已病早治、既病防变、瘥后防复。中医学以人为本的整体观，中医重视整体，强调"治未病"与生态医学模式把影响人健康的诸要素纳入其研究范畴是互补相成的。微生态学的崛起，促进了医学的发展，医学从治疗医学、预防医学发展到现代保健医学，它必须以生态学为理论基础，其主要思想为无病保健、未病预防、有病治疗、既病防变，这是医学发展到现代保健医学的必然规律。基于现代生态医学发展起来的微生态制剂由于是来自宿主生理性细菌的制剂，回归至原生境，修复生物屏障，根据疾病的生态病因的观点，因而，微生态制剂可达到无病保健、未病预防、有病治疗、既病防变之目的。微生态疗法重在调整，中医的核心也是调整，因此，两者的观点和理论不谋而合，这是值得互相借鉴的。

二、中医"治未病"思想体现了"天人相应"的传统养生观

养生，古称"摄生""道生""保生"，即调

摄保养自身生命的意思。其意义在于通过各种调摄保养，增强自身的体质，提高正气，从而增强对外界环境的适应能力和抗御病邪的能力，减少或避免疾病的发生；或通过调摄保养，使自身体内阴阳平衡，身心处于一个最佳状态，从而延缓衰老。因此，养生对于强身、防病、益寿均有着十分重要的意义。养生是中医预防医学的重要组成部分，养生与预防，两者在理论上常相互交融，在使用上常互为补充、相互为用。

从地理环境而言，《黄帝内经》依据人以天地之气生，四时之法成，人与天地相参，与日月相应的天人合一学说，提出适应环境四时气候变化、饮食有节、起居有常、体育锻炼、精神修养等许多养生方法。环境养生方面，《黄帝内经》指出："一州之气，生化寿夭不同……高下之理，地势使然也。崇高则阴气治之，污下则阳气治之……高者其气寿，下者其气夭，地之小大异也，小者小异，大者大异。"（《素问·五常政大论》）说明地理环境对人的生化寿夭有着重要的影响。《素问·异法方宜论》则进一步指出，因地理位置的差异而形成人的不同体质，并相应地导致一些易发疾病。因此选择一个好的生活环境，对养生防病、延年益寿有重要意义。

从四时调摄养生而言，最早、最重要的理论是《黄帝内经》提出的"夫百病之始生也，皆生于风雨寒暑、阴阳喜怒、饮食居处、大惊卒恐"（《灵枢·口问》）"动作以避寒，阴居以避暑"（《素问·移精变气论》）及"春夏养阳、秋冬养阴"（《素问·四气调神大论》）等论述，明确提出气候变化能够引起疾病，详细论述了天气变化的正常规律、异常变化，以及这些规律和变化对人体的影响，易发生的疾病等。并根据一年四季的正常变化是春温、夏热、长夏湿、秋燥、冬寒和生物与之相应的春生、夏长、长夏化、秋收、冬藏生长规律，提出人的因应，这就是著名的春、夏、秋、冬四季养生各异的理论："春三月，此谓发陈，天地俱生，万物以荣。夜卧早起，广步于庭，被发缓形，以使志生……夏三月，此谓蕃秀，天地气交，万物华实。夜卧早起，无厌于日，使志无怒……秋三月，此谓容平，天气以急，地气以明，早卧早起，与鸡俱兴，使志安宁……冬三月，此谓闭藏，水冰地坼，无扰乎阳，早卧晚起，必待日光，使志若伏若匿。"（《素问·四气调神大论》）《灵枢·本神》说："智者之养生也，必须四时而适寒暑；和喜怒而安居处；节阴阳而调刚

中国传统生态医学

205

柔。如是则僻邪不至，长生久视。"指出人们生活在大自然环境中要适应四时气候变化，才能保持机体的健康而不病。在饮食起居方面，"谨和五味，骨正筋柔，气血以流，腠理以密，如是则骨气以精，谨道如法，长有天命"（《素问·生气通天论》），强调"食饮有节，起居有常，不妄作劳"（《素问·上古天真论》）。

第三节
治疗原则——三因制宜

三因制宜，即因时、因地、因人制宜，是指治疗疾病要根据季节、地区以及人体的体质、性别、年龄等不同而制定适宜的治疗方法。传统生态医学强调人与自然密不可分，无论是自身内环境因素还是外界自然气候、地域环境等外环境因素，都会对人体产生影响。由于疾病的发生、发展与转归，受多方面因素的影响，如时令气候、地理环境等，尤其是患者个体的体质因素，对疾病的影响更大。因此，在治疗疾病时，必须把这些方面的因素考虑进去，对具体情况作具体分析、区别对待，以制定出适宜的治疗方法。三因制宜的治疗原则充分体现了中国传统生态医学的思想。

一、因时制宜——与天和

根据时令气候节律特点来制订适宜的治疗原则，称为"因时制宜"。因时之"时"一是指自然界的时令气候特点，二是指年、月、日的时间变化规律。《灵枢·岁露论》说："人与天地相参也，与日月相应也。"因而年月季节、昼夜晨昏等时间因素，既可影响自然界不同的气候特点和物候特点，同时也会对人体的生理活动与病理变化带来一定影响，因此，就要注意在不同的天时气候及时间节律条件下的治疗宜忌。

以季节而言，由于季节间的气候变化幅度大，故对人的生理病理影响也大。如夏季炎热，机体当此阳盛之时，腠理疏松开泄，则易于汗出，即使感受风寒而致病，辛温发散之品亦不宜过用，以免伤津耗气或助热生变。至于寒冬时节，人体阴盛而阳气内敛，腠理致密，同是感受风寒，则辛温发表之剂用之无碍；但此时若病热证，则当慎用寒凉之品，以防损伤阳气。即如《素问·六元正纪大论》所说："用凉远凉，用热远热，用寒远寒，用温远温，食宜同法。"即用寒凉方药及食物时，当避其气候之寒凉；用温热方药及食物时，当避其气候之温热。又如暑多挟湿，故在盛夏多注意清暑化湿；秋天干燥，则宜轻宣润燥等。

中医经络学说是古人通过观察江河湖泊的流注，取象比类到人体经络中的井、荥、输、经、合的五腧穴，如同水流受阻堤坝会出故障，人体经络循行受阻，经脉运行不畅，人体会生病。针灸治疗也讲究与四时相通相应，《难经》认为经脉之气在人体的流动如同春夏秋冬，春生、夏长、秋收、冬藏，经气亦然，故以春之阳气初生喻为井，冬之阳气内藏喻为合。提出"春刺井，夏刺荥，季夏刺输，秋刺经，冬刺合。春刺井者，邪在肝，夏刺荥者，邪在心，季夏刺输者，邪在脾，秋刺经者，邪在肺，冬刺合者，邪在肾"。这些都说明了中医在用针灸治疗疾病时，是顺应自然生态的。

以月令而言，《素问·八正神明论》说："月始生，则血气始精，卫气始行；月郭满，则血气实，肌肉坚；月郭空，则肌肉减，经络虚，卫气虚，形独居。"并据此提出"月生无泻，月满无补，月郭空无治，是谓得时而调之"的治疗原则。即提示治疗疾病时须考虑每月的月相盈亏圆缺变化规律，这在针灸及妇科的月经病治疗中较为常用。

以昼夜而言，日夜阴阳之气比例不同，人亦应之。因而某些病证，如阴虚的午后潮热，湿温的身热不扬而午后加重，脾肾阳虚之五更泄泻等，也具有日夜的时相特征，亦当考虑在不同的时间实施治疗。针灸中的"子午流注针法"，即是根据不同时辰而有取经与取穴的相对特异性，是择时治疗的最好体现。

二、因地制宜——与地和

我们都知道这样一句话："一方水土养一方人"。换言之，有一些疾病，在某一地方容易发生，而在另一地方就不容易发生。地理环境也是疾病发生的一个重要原因。中医在两千多年前，就已经认识到疾病的发生与地理环境密切相关，如《素问·异法方宜论》说："东方为鱼盐之地，滨海傍水；西方为金玉之域、沙石之处，水土刚强；北方为地高陵居，风寒冰冽；南方地势低下，水土弱、雾露多聚；中央地平以湿。"由于地理不同，气候差异较大，居住条件和环境不同，人们的生活起居、饮食习惯等不一样，故对某些疾病的易感性也不同，从而表现出某些疾病带有地方规律性，因此，治疗的方法也要有所区别。

中医诊治疾病往往会根据地域不同而作相应处理，如徐大椿《医学源流论》说："西北地寒，当用温热之药……东南地温，当用清凉之品……若中州之卑湿，山陕之高燥，皆当随地制宜。"《素问·宝命全形论》说："若夫法天则地、随应而动，和之者若响，随之者若影。"《素问·异法方宜论》所载的来自东方的砭石，西方的药物，北方的灸烟，南方的九针，中央的导引按蹻等，就是我国古代劳动人民在同疾病作斗争的过程中，根据各地人们的体质及其多发病的特点，创造出来的适用于各种不同情况的医疗方法。《素问·五常政大论》还根据"高者气寒""适寒凉者胀"的情况，指出"下之则胀已"；根据"下者气热""温热者疮"的情况，指出"汗之则疮已"。还指出西北之地"气寒气凉"，人们多因寒邪外束而热郁于内，故治宜"散而寒之""治以寒凉，行水渍之"；东南之地"气温气热"，人们多因阳气外泄而内生虚寒，故治宜"收而温之""治以温热，强其内守"。地球表面的形态是多种多样的，而不同的地表形态由于动力、热力作用，构成特有的能量循环系统，形成各种不同的气候类型，如大陆性气候和海洋性气候，山地气候和沙漠气候，以及高原气候和盆地气候等。因此，在不同地区对气候与疾病的关系认识，与观察者所处的地理位置和活动空间有很大的关系，所以研究气候和疾病的关系，首先要明确对应的地理状况。

三、因人制宜——与人和

根据病人的年龄、性别、体质等不同特点，来制订适宜的治疗原则，称为"因人制宜"。不同的患者有不同的个体特点，应根据每个患者的年龄、性别、体质等不同的个体特点来制定适宜的治则。如清代徐大椿的《医学源流论》指出："天下有同此一病，而治此则效，治彼则不效，且不惟无效，而反有大害者，何也？则以病同人异也。"

从年龄而言，不同年龄则生理状况和气血盈亏不同，治疗用药也应有区别。老年人生机减退，气血亏虚，患病多虚证，或虚实夹杂，治疗虚证宜补，有实邪的攻邪要慎重，用药量应比青壮年较轻。小儿生机旺盛，但气血未充，脏腑娇嫩，易寒易热，易虚易实，病情变化较快，故治小儿病，忌投峻攻，少用补益，用药量宜轻。《温疫论·老少异治论》说："凡年高之人，最忌剥削。设投承气，以一当十；设用参术，十不抵一。盖老年荣卫枯涩，几微之元气易耗而难复也。不比少年气血生机甚捷，其气勃然，但得邪气一除，正气随复。所以老年慎泻，少年慎补，何况误用也。亦有年高禀厚，年少赋薄者，又当从权，勿以常论。"

从性别而言，男女性别不同，各有其生理特点，妇女有经、带、胎、产等情况，治疗用药应加以考虑。如在妊娠期，对峻下、破血、滑利、走窜伤胎或有毒药物，当禁用或慎用。产后应考虑气血亏虚及恶露情况等。

从体质而言，中医理论认为体质是由多因素构成的，其中先天禀赋是构成体质的内在重要因素，同时地理环境、饮食习惯、年龄、性别、性格差别、生活条件、劳逸、社会环境、疾病摄养等也是构成体质特征的因素。所以说，在"因人制宜"中体质因素至关重要。《灵枢·寿夭刚柔》云："人之生也，有刚有柔，有弱有强，有短有长，有阴有阳。"说明个体体质的特殊性往往对某种气候刺激特别灵敏，就是某种体质容易感受与之相应的六淫邪气。由于人的体质不同，故对于外邪也有不同的易感性。如"肉不坚，腠理疏，则善病风力""小骨弱肉者，善病寒热"（《灵枢·五变》）。"黄色薄皮弱肉者，不胜春之虚风；白色而薄皮弱肉者，不胜夏之虚风；青色薄皮弱肉者，不胜秋之虚风；赤色薄皮弱肉者，不胜冬之虚风也"（《灵枢·勇论》）。又如"邪之中人脏，奈何？岐伯曰：形寒寒饮则伤肺，以其两寒相感，中外皆伤，故气逆而上行"（《灵枢·邪气脏腑病形篇》）。清代医家吴德汉在《医理辑要·锦囊觉后篇》中也有明确论述，"要知易风为病者，表气虚；易寒为病者，阳气素弱；易热为病者，阴气素衰；易伤食者，脾胃必亏；易劳伤者，中气必损。须知发病之日，即正气不足之时。"这就是说不同体质，易感邪不同，治疗用药上也有不同，如阳盛或阴虚之体，慎用温热之剂；阳虚或阴盛之体，慎用寒凉伤阳之药。

第七章

中国传统生态医学思想对现代医学的启示

在当今社会，现代医学对现代社会医疗保健的贡献是毋庸置疑的。随着抗生素和免疫制剂的产生，对传染性疾病和感染性疾病的控制和治愈有了很大的提高。由于充分吸取了现代科学技术的各项成果，各种高精密度的检测诊疗仪器相继发明，并很快用于临床，甚至一些器官移植、人类生殖工程等高新技术的诞生，使过去许多难以诊断、无法治愈的严重疾病，得以有效的治疗[28]。

在科学技术的推动下，生产力获得了明显提高，经济得到了高速发展，社会取得了重大进步，社会财富和物质文明取得了空前的发展。但是科技进步的同时，带来了环境的污染，全球日益变暖，极端气候频发，严重威胁人的生命健康。与此同时，现代医学也面临着越来越多的困惑：抗生素的滥用，超级细菌的出现；新的病原体埃博拉病毒、禽流感病毒的产生；医生治好了疾病却并未给患者带来健康；甚至由于过于追求高精尖的医疗技术，而给社会带来了沉重的经济负担。诸多因素阻碍了现代医学的可持续性，也使得现代医学发展陷入困境。

然而，在这样的社会背景下，中国传统生态医学萌发出新的生机，越来越受到患者的欢迎和重视。

中国传统生态医学以其整体观念和辨证论治的理论特点，强调以人为本，能促进人与人、人与社会、人与自然和谐相处的生态观，以提高全社会人们自我健康的意识和自我健康的能力，充分体现了中国传统生态医学的自身价值。中国传统医学中的许多合理因素，应当引起现代科学工作者的重视，也必定给现代医学的发展带来新的启示。

一、中国传统生态医学的思维方法为现代医学提供了新的方法论思路

整体观、辨证观、恒动观，几乎是所有传统医学所共有的哲学方法。《黄帝内经》认为：人类是大自然的产物，每个人生活在自然以及社会群体中，人的生命活动，必然与天地相应，与人事相通。人之所以患病，是脏腑功能失调所导致的结果，而气候的凉热变化、空气的潮湿干燥、居处的冷暖干湿、季节节气的交替更迭、太阳月亮的起落升降、人际交往中的情绪波动、饮食口味的饥饱偏嗜、房事生活的放纵节制、先天禀赋的厚薄强弱等，都是可能导致脏腑功能紊乱的因素，医生必须将各种因素综合考虑、全面考

察，才能找到真正的病因。《黄帝内经》重视的不是静态的人体形态结构，而是动态的人体功能状态；对生命活动和疾病规律的研究，采取的不是解剖学的方法，而是一种"司外揣内"的方法，因而解剖在中医这个学科内始终没有、也不可能得到应有的发展。《黄帝内经》所谓"视其外应，以知其内藏，则知所病矣"（《灵枢·本藏》），也就是通过体外的反应，来了解内脏发生的变化，从中掌握疾病的规律。

中医看待人与自然的关系，了解人体疾病，总的来说，是一种系统的方法、黑箱的方法、信息的方法。证候就是体内发出的信息，望、闻、问、切四诊，就是收集体内信息的手段，所有的治疗措施，包括针灸、方药，都是向体内输入信息，病人经过治疗后，是好是坏，又会通过主观感受和客观体征的改变将这些新的信息反馈到医生那里，医生再决定如何进一步治疗。《伤寒论》中创立的"辨证论治"即是这种系统的典范。

无论是整体观还是辨证论治，在考察疾病时，都需要联系到社会的、环境的、气候的、心理的、日常生活的各种因素，都需要密切与病人接触与交流，细心观察病人的状态，多方面收集病人体内发出的信息，因人、因时、因地制宜，这样的医学，无疑充满了人文精神。并且，中医从一开始建立就不是一种单纯的生物医学，而是一种生物的、社会的、心理的医学模式，这是中医的本质特征。

近现代医学是在解剖学的基础上发展起来的，18世纪莫干尼在《疾病的位置和原因》中所奠定的寻找"病灶"的思维方法，至今在西医临床中影响深远。加之现代检测诊断仪器越来越先进、越来越精密，现代医学临床分科越来越细，更强化了其在微观方面的认识和信心，而容易忽略整体联系的观点，增加了对仪器的依赖，容易忽略医生的主观能动性和医患间的交流。从根本上说，目前所采用的方法论，毕竟是牛顿时代以来的线性的、还原的、分析的、实验的方法，虽然这种方法论在现实生活中仍广泛使用，并且仍然可以不断取得科研成果，甚至是伟大的成果，但是，相对于人体生命活动这样的"复杂体系"，这些方法显然是不够的。正像这个世界需要牛顿的经典物理学，也需要爱因斯坦的相对论；需要精密数学，也需要模糊数学；需要经典力学，也需要量子力学一样，这个世界需要现代医学，同样也需要中医学。

中国传统生态医学整体观念的思想在现代愈发显示出耀眼的光芒，尤其是其注重生态平衡和辨证施治的思想，是现代医学所难以达到并应当学习借鉴的。中西医学相互学习、取长补短，是未来医学发展的方向。

二、中国传统生态医学"以人为本"的生态观为现代医学的医学目的提出了新方向

中国中医科学院教授陆广莘指出："医学、医生、医院是干什么的——千方百计地找毛病。"认为现代医学发展的各种检查手段，都是为了千方百计地找毛病。"发现了病因，就消除病因，发明一些药物，比如说抗病毒、抗菌和抗肿瘤的药物等；其次，发现病理，就纠正病理，如血压高就降血压，血糖高就降血糖，血脂高就降血脂等；再次，找到病位就清除病位，或直接切除，或用药物直接到靶点去对抗或补充。"[29]从中不难看出，现代医学治疗疾病的主导思想是针对疾病的对抗性治疗。20世纪以来，随着经济水平的提高，人们对疾病的认识有了不断的提高，对疾病的治疗也提出了更高的要求，认为治疗疾病不

仅要纠正疾病，还要保持健康；不仅要保持身体健康，还要维持心理的健康。所以说健康是一项复杂的系统工程，不仅涉及人的生理、心理，还体现在生态环境上。传统的生态医学早在几千年前就提出生态健康的理念，强调人与自然的和谐相处，并实施原生态疗法来促进人类的健康。陆广莘教授于2004年提出了中医学的人类健康生态目标模式，他认为中医的治病之道是恢复生态学养生之道，是发展生态学[30]。只有生态健康，人才会健康；只有生态健康观深入人心，人类才能从根本上获得长久的健康。人类健康的基础是生存环境，只有生物多样性丰富、稳定和持续发展的生态系统，才能保证人类健康的稳定和持续，而地球生态系统的完整性，则是人类健康的基础[31]。生态健康是当前国际学术界和民间关注的一个有关可持续发展的热门议题。实现生态健康、人与自然的和谐发展，已经成为人类社会生存与发展的重要任务，生态健康作为一个新的理论性和实践性的概念，目前仍然处在形成和发展时期。中医学无论从理论学说还是从保健治疗都是从人和生态相互协调、相互影响的双重角度出发的。我们要充分发掘、发挥中医生态健康观的优势，更好地为人类健康服务。中国传统生态医学提出的健康生态医学，是中医药学理论结合现代科学发展的一种全新认识上的飞跃，反映出中国传统生态医学中的科学思想，对我们研究现代医学的发展模式具有重要的启示作用。

三、中国传统生态医学为现代生态医学模式建立提供了有益的启示

现代医学是以生物学为基础的医学体系，对人体、健康、疾病以及防治的认识都是建立在这一基础之上。尽管现代医学已经提出生物—心理—社会医学模式，但在现代医学 "生物医学"的框架下，影响人类健康的心理、社会因素难以贯彻在诊疗之中。

生态医学是整合医学，同时也正如同生态系统一样，是一个不断完善的开放性知识系统。它以生物有机体与其周围环境相互关系为中心理论，吸收中医学和西医学，包括民族医学、医学的边缘学科和其他医学相关知识进行全面整合，并且不断引入自然科学、社会科学和思维科学领域的一些新成果，持续完善理论，使医学达到一个更加完美的境界。它的特点是能够更全面、更深入地解读人体，剖析疾病，阐释人与

环境的关系，从而促进人类健康水平的整体提高。

面对人类新的健康问题，"走向生态"成为医学发展的必由之路。中国传统生态医学体现的生态观，拓展了现代医学生物—心理—社会医学模式的思维框架，将生命健康、疾病的防治置于整体的、系统的、动态的生态系统中去认识和把握，把人置于宇宙自然的生态位置，在人与自然、人与社会、人体自身三重维度的统一关系中，构建了一个天人互动的生命模式，体现了自然之道、生命之道、社会之道的内在统一。内涵丰富的中国传统生态医学思想，为现代生态医学的构建提供启示。

我国生态医学专家刘智贤先生认为："最理想的医学模式就是生态医学模式，它能够把影响人健康的所有因素考虑在内……也是未来医学发展的最高境界。"[32]在生态医学模式的指导下，人们不仅考虑到人类的眼前利益，更注重促进生物圈中人与其他存在物的和谐发展，保证代内之间、代际之间的持续发展，维持整个大生态环境的平衡，从而有利于人类及环境的长远发展[33]。生态医学模式取代生物—心理—社会医学模式，成为引领医学未来发展的主导模式，应该是医学未来发展的战略选择[4]。

参考文献

［1］孙濡泳. 普通生态学［M］. 北京：高等教育出版社，1997：4.

［2］孙儒泳，李博，诸葛养，等. 普通生态学［M］. 四川：高等教育出版社，1993.

［3］佘正荣. 生态智慧论［M］. 北京：中国社会科学出版社，1996：41.

［4］刘恩典，吴炳义，王小芹，等. 生态医学模式及其主要特征探析［J］. 医学与哲学，2013，34（1a）：14-18.

［5］陶功定. 大生态医学——21世纪医学发展的战略走向［J］. 医学与哲学，1998，19（2）：78-80.

［6］赵若琳，周坤福，何裕民，等. 中医生态健康观理念探析［J］. 医学与社会，2013，26（7）：17-19.

［7］陶功定. 生态医学思想是贯穿《黄帝内经》的主线［J］. 山西中医，2004，20（3）：36-40.

［8］马伯英. 中医学是优质的生态医学［J］. 发明与创新，2007，1（3）：29-30.

［9］何裕民. 医学应该走向生态［J］. 医学与哲学（人文社会医学版），2011，32（9）： 11-14.

［10］马克思恩格斯选集：第3卷［M］. 北京：人民出版社，1995.

［11］郑洪新. 中医基础理论［M］.北京：中国中医药出版社，2016.

［12］胡湘彗.《内经》五运六气生态观研究［D］. 广州中医药大学，2011.

［13］刘运喜. 生态系统自调节机制理论探究［J］. 前沿. 2009，12：90-93.

［14］王玉川. 关于五行互藏问题［J］. 北京中医学院学报，1984，（5）：8.

［15］陈刚，王平. 浅议五行互藏理论［J］. 湖北中医学院学报，2003，5（3）：5-7.

［16］陈立怀. 从五行互藏到全息定律［J］. 辽宁中医杂志，1985，10：5-7.

［17］袁文君. "五行互藏"的理论探讨［J］. 甘肃科技纵横，2008，37（2）：180.

［18］曹东义. 五行、八卦与四元素学说探析

［J］. 中华医史杂志，2006，36（4）：241－242.

［19］董暄．"五行互藏"与疾病诊断治疗. 实用中医内科杂志［J］. 2013，27（3）：66-68.

［20］姚春鹏. 黄帝内经生态医学思想略论［J］. 绿色传统，2010，3：84-98.

［21］张彬，曹晓岚. 论藏象学说之系统性［J］. 河南中医，2008，28（11）：19-20.

［22］马淑然，肖延龄. 天人相应的医学理论——藏象学说［M］. 深圳：海天出版社，2014.

［23］蒋小宁，卢建华. 重新认识中医阴阳学说［J］. 江苏中医，1999，20（3）：5-7.

［24］陶功定，冯前进，李俊莲. 从《黄帝内经》生态医学思想浅论生态病因学［J］. 世界中西医结合杂志，2011，6（8）：649-651，674.

［25］陶功定.《黄帝内经》生态医学思想解读［J］. 中医杂志，2011，52（8）：640-644.

［26］陶功定.《黄帝内经》告诉了我们什么——关于生态医学思想的溯源及其现代意义的研究［M］. 北京：中国中医药出版社，2004.

［27］刘穗宁，烟建华，郭华，等. 论《黄帝内经》生态医学思想［J］. 中华中医药学刊，2008，26

（5）：938-941.

［28］彭坚. 传统医学对现代医学的启示［J］. 中医药导报，2005，11（2）：9-11，29.

［29］陆广莘. 国医大师陆广莘［M］. 北京：中国药科技出版社，2011.

［30］陆广莘. 中医学的人类健康生态目标模式——万物并育而不相害与万物沉浮于生长之门［J］. 山西中医，2004，20（6）：37-39.

［31］周鸿. 人类生态学［M］. 北京：高等教育出版社，2004.

［32］刘智贤. 生态医学突破传统医学"禁区"［J/OL］.（2006 - 11 - 17）［2009-10-12］. http: //webcast.china.com.cn

［33］王小芹，刘典恩，于秀萍. 迁徙生态医学模式建立的价值基础［J］. 医学与社会，2010，23（7）：37-39.

索引

B

C

D

G

J

Y